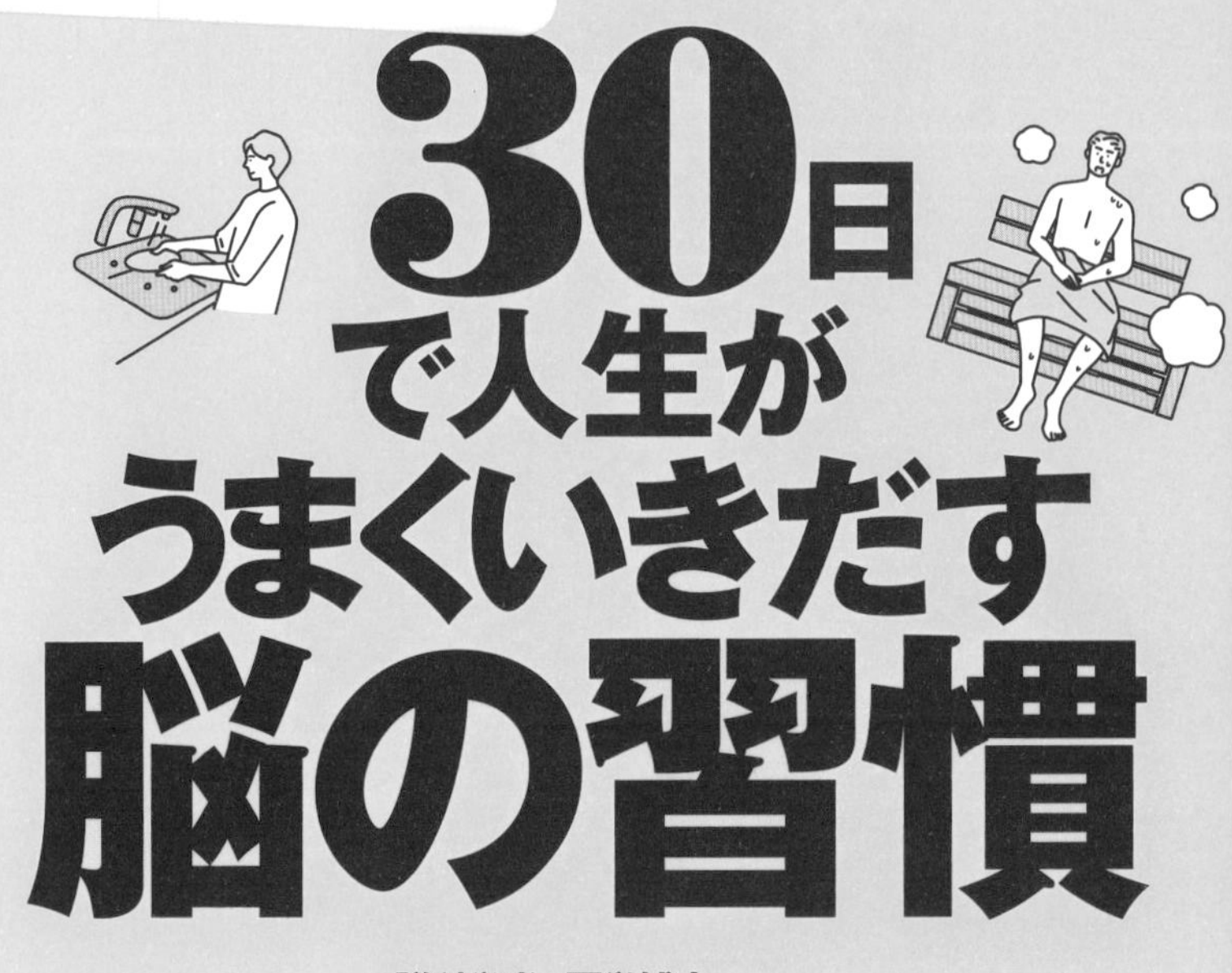

30日で人生がうまくいきだす脳の習慣

脳科学者・医学博士
岩崎一郎

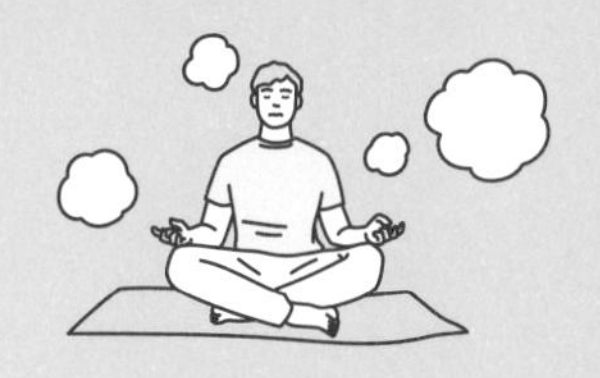

サンマーク出版

「周りの人から好かれたい」
「仕事の成果を出したい」
「運のいい人になりたい」

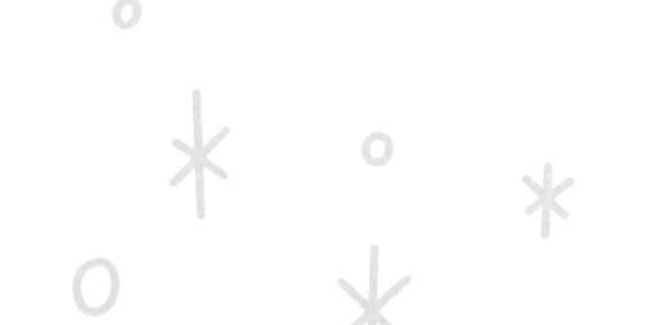
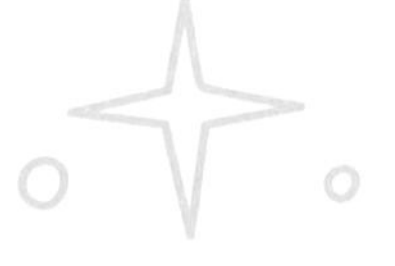

この本では、
そんな皆さんのために、
脳科学的に
人生がうまくいく方法
をお話しします。

これまで脳といえば、
高次機能をつかさどる前頭前野、
記憶に深く関わる海馬、
モチベーションに関与する中脳の
ドーパミン細胞が
注目されてきました。

ところが近年
ある「脳の部位」が
人が幸せになることに
関わっていることが
わかってきました。

そのひとつが
「島皮質」と
呼ばれる部位。

この島皮質を鍛え、
脳全体をバランスよく
協調的に働かせることが、

人生を幸せにすると
科学的にわかってきた
のです。

この本でお話しするのは

最新の研究を含む

さまざまな論文

に基づいていますが

ご提案するのは

「小さな行動」がほとんどです。

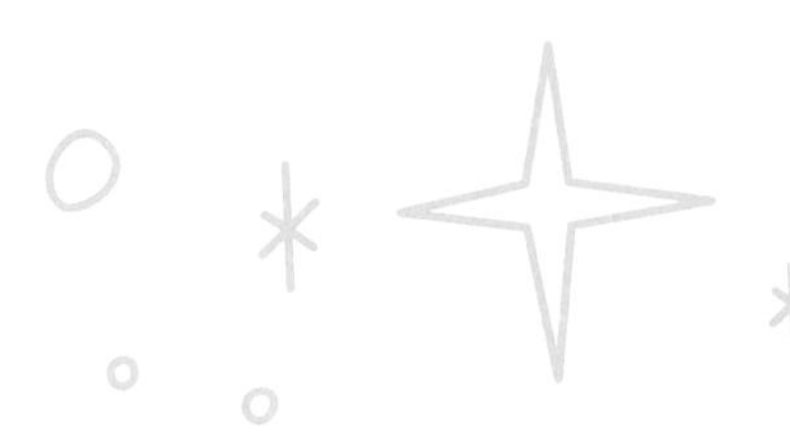
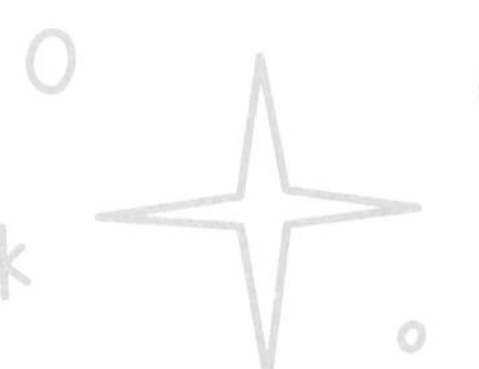

毎日歯を磨くように、
本書に書かれていることを実践して
〝脳を磨く〟習慣を
つけましょう。

脳を磨いていくことで、

◉コミュニケーション能力が上がる

◉仕事のパフォーマンスが上がる

◉思いがけない力を発揮できる

こんなことも可能になりますが……

始めた人から
「生きやすくなった」
「満足できる生活を送れている」
といった
QOL（クオリティ・オブ・ライフ）
爆上がり！
を実感するでしょう。

それでは
30日間の
脳を磨くチャレンジ、
スタート!!!

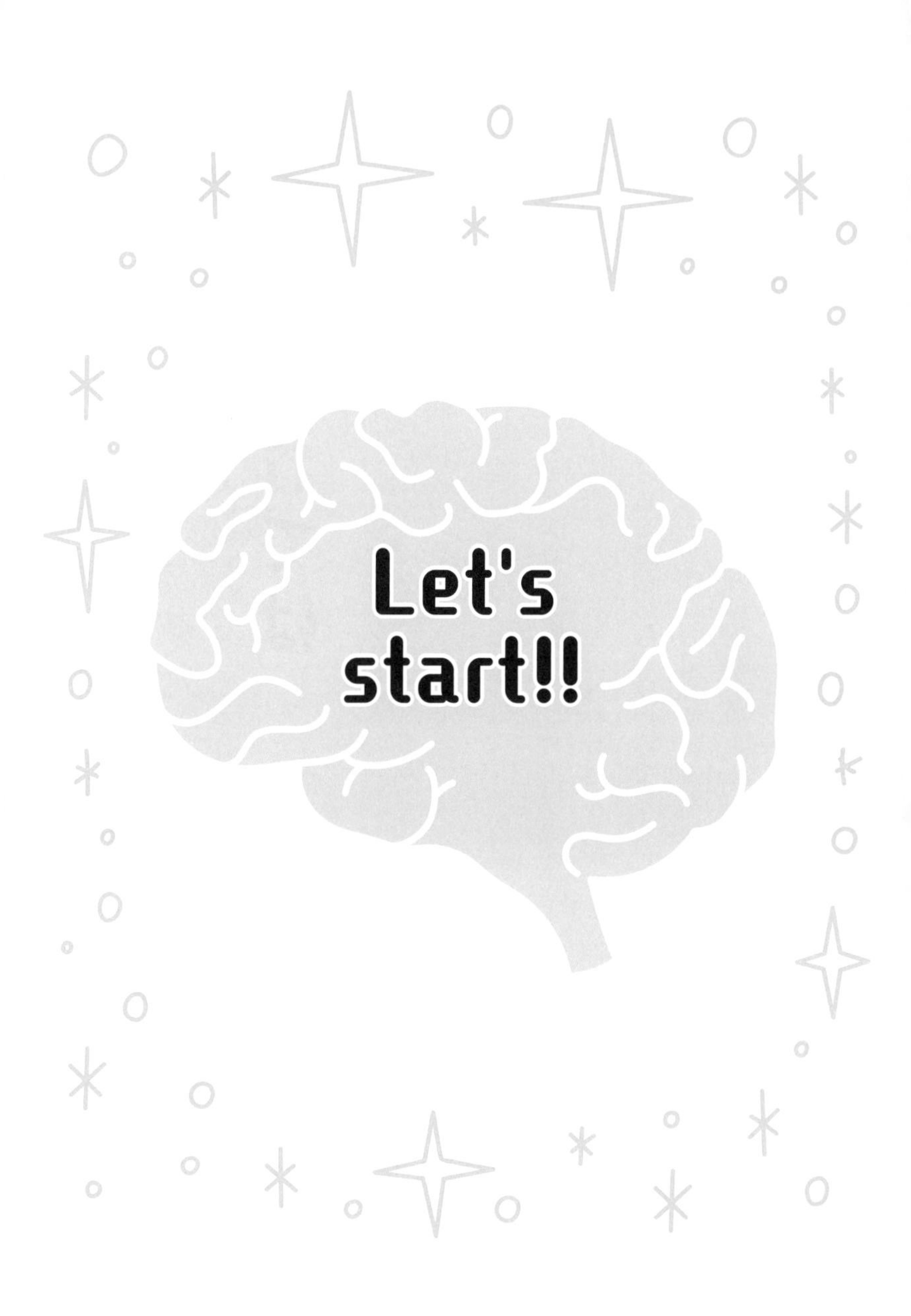
Let's
start!!

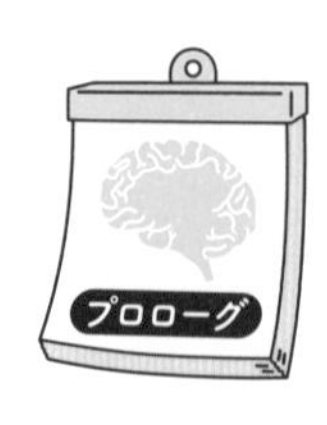

30日で脳全体をバランスよく働かせる習慣をつけよう

脳ってすごい！　……でも使いこなせていない

脳というのはすごい──。

こんな話はどこかで聞かれていることでしょう。

その一端がご理解いただけるところをお伝えしましょう。

脳というのは、８６０億個の脳細胞からできています。

脳細胞は、神経線維というものでお互いの脳細胞同士がつながっています。その神経線維を全部つなぎ合わせると50万キロという長さになります。

こう聞いてもあまりピンとこないでしょうか。

比較できる具体的な数字をお伝えすると、地球1周が4万キロです。神経線維を全部つなげると50万キロです。地球1周どころではないのです。

それから、地球から月までの距離が38万キロです。神経線維が全部つながると50万キロです。

ということは、**月と地球を結んでさらに地球を3周してもまだ余りある神経線維と、860億個の脳細胞が一人ひとりの頭の中につまっている**ということです。

その数字を聞いただけでも「脳ってすごい！」と思いますよね。

このすごい脳ですが、**多くの人がうまく使えてない**のが実際のところです。これは僕も例外ではありません。

月まで届くような脳内ネットワークがあるにもかかわらず、それを本当に部分的にしか使ってないというのが、人類のほとんどといっていいのかもしれません。

幸せになるための脳の使い方とは？

じつは、脳についてわかってきたのはごく最近です。

脳科学は医学の延長線上なので、ネガティブなもの、要するに病気をなくせば人は幸せになるだろうという発想で研究が進められてきました。

しかし、ネガティブがなくなっても幸せにならない——というのは皆さんもご理解いただいているとおりです。

「どうしたら人は幸せで豊かになるか」という研究が始まったのは、1900年代の終わりのほう。**2000年代になってやっと、脳の使い方でどうすれば幸せで豊かな人生が送れるのかというのが少しずつ紐解かれてきました。**

この数十年ぐらいの脳科学の研究の蓄積を世の中にお伝えしたい、という思いで本にさせていただいたのが、前著の『科学的に幸せになれる脳磨き』です。

僕自身、けっしてうまい脳の使い方をもともとできていた人ではなく、どちらかというと、人間関係で苦労するなど、うまくない脳の使い方をずっとしてきたひとりです。

ここで少し自己紹介させていただきますと、僕は25年以上にわたり、ノースウェスタン大学医学部脳神経科学研究所など、アメリカを中心に世界最先端の医学脳科学研究に従事してきました。

長年、医学の発展に寄与すべく研究を続けていたのですが、あるときからもっと直接的に**世の中のため、人のためになるような研究・活動をしたいと思うようになりました。**

現在のところ、活動は企業研修が中心です。

そこで「人生を豊かにする脳トレ研修」として、**幸せになる脳の使い方**をお伝えさせていただいています。

脳をバランスよく使うには「島皮質」を鍛えることが鍵だった

近年、あまり研究が進んでいなかった**「脳の部位」に、人が幸せで豊かに生きられるかどうかが大きく関わっている**ことがわかってきました。

そのひとつが**「島皮質」と呼ばれる部位**です。

大脳のひだ奥深くに隠され、他の部位に覆われていることもあり、これまであまり注目されてきませんでした。

島皮質には、かなり幅広い役割があります。

社会的感情、道徳的直感、共感、好奇心、音楽への感情的な反応、依存、痛み、ユーモア、他者の表情への反応、購買の判断、食の好みなど多岐にわたります。

また島皮質に障害が起きると、無気力になり、口にしたものが腐っているかどうかの判断ができなくなります。

さらに島皮質からの情報は、脳の他の部位、特に前帯状回や前頭葉に伝えられて意思決定にも関わります。

こんなにたくさんのことに関わっているのは、**島皮質が脳の中で「ハブ」のような役割をしているからなのです。**

自分の外側からくる感覚と内側の感覚をつなぐ役割。
他人の気持ちと自分の気持ちをつなげる役割。
また、過去の自分といまの自分や、いまの自分と未来の自分のイメージをつなげるといった時間的なハブの役割もします。
このハブの働きによって、僕たちは他者のことを理解したり、他者に共感したりすることができます。

さらに、それだけでなく、島皮質は脳のいろいろな箇所をつないでいるため、脳全体が活性化され、脳が本来もっている力が引き出されるのです。

この島皮質を鍛え、脳全体をバランスよく協調的に働かせることが、その人の人生を幸せに豊かにすると科学的にわかってきたのです。

1日3分、30日の脳を磨く習慣

本書でお伝えするのは、島皮質を鍛えるような脳の使い方、ひいては脳全体をバランスよく協調的に働かせるような使い方です。

これを**30日という約1か月の間、意識して取り組もう**という試みです。

本文でもお話ししますが、新しい習慣を身につけるためには、期間限定で取り組むのが効果的です。

日々歯を磨くように、ぜひ脳を磨く習慣も身につけていただければと思います。

ちなみに、歯磨きは古代エジプト文明に起こったことがわかっています。ところが、いまのようにたくさんの人に習慣として広まっていったのは第2次世界大戦後といわれています。

歯磨きのおかげで、虫歯になりにくく歯が健康に保たれ、さらにさまざまな健康効果につながっているのは、皆さんもご存じのとおりです。

歯磨きと同じように皆さんの習慣になってほしいという思いを込めて、脳全体をバランスよく使うためのトレーニングを「脳磨き」と名づけました。

本書の内容は、もともとポッドキャストで**「3分脳磨き」**として配信していたものを編集したものです。

そのため、どの項目も3分ほどで読めるものばかりです。

リスナーの方から、ありがたいことに
「簡単で科学的なことなので実践してみようという気持ちになります」
「前向きな気持ちになり、癒されます」
「今日もがんばろうという気持ちになります」
と言っていただいています。

まずは1日3分、30日、ぜひ意識して取り組んでいただきたいと思います。

脳磨きが習慣となるころには、皆さんの人生が好転していくことでしょう。

30日で人生がうまくいきだす脳の習慣

目次

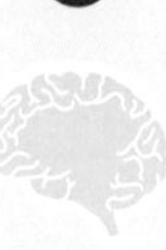

プロローグ

30日で脳全体をバランスよく働かせる習慣をつけよう

第1章

ちょっとした脳の使い方で運命が変わる

第2章

生活の中で上手に脳を使っていく方法

第3章 仕事がうまくいきだす脳の使い方

第4章

脳科学的に夢をかなえる

第5章

未来を切り開く脳の習慣

Column

エピローグ

AI時代に人間が絶対に失ってはいけないこと

170

特別付録

装丁デザイン／井上新八
装丁・本文イラスト／ヤマサキミノリ
本文デザイン・DTP／斎藤充（クロロス）
編集協力／株式会社ぷれす
編集／金子尚美（サンマーク出版）

		1	2	3	4	5
6	7	8	9	10	11	12
13	14	15	16	17	18	19
20	21	22	23	24	25	26
27	28	29	30			

第1章

ちょっとした脳の使い方で運命が変わる

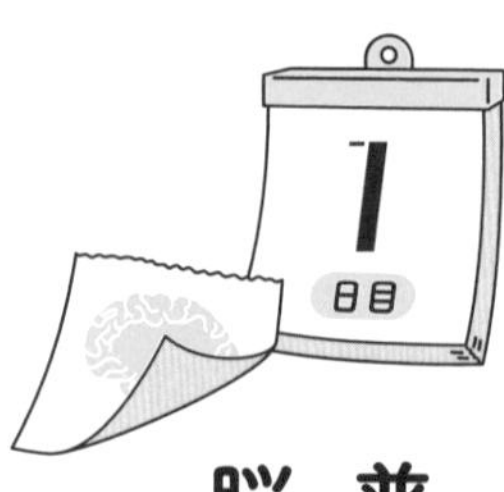

普段と逆の脳の使い方をしてみよう

脳の使い方で幸せになる秘訣(ひけつ)。

最初に意識していただきたいことは——。

「逆の脳の使い方」をするということです。

何が逆かというと、**幸せになりたいのなら「先に幸せになる」ことです。**

何か納得することができたり、達成できたり、欲しいものを手に入れることができたりしたときに幸せを感じる——普通は、そう思いますよね。

成し遂げたり、欲しいものを得たりということが先にあり、その後で、幸せを感じると思われがちです。

じつは、その逆ということがわかってきました。

ちなみに、幸せというのは人によって非常にまちまちで曖昧(あいまい)なもの。

ですから、「感謝している」「人とのつながりを感じていてありがたい」などを含めた、**いわゆる幸せを感じている脳の状態を「ウェルビーイング（幸せ）な脳」**とここでは表現します。


さて、どっちが先かということに話を戻します。

願いを成就できたから幸せを感じるのでしょうか？

それとも、もともとウェルビーイングな脳になっているから、より高いパフォーマンスを発揮し、ひいては願いを成就しやすくなるのでしょうか？

どちらが脳科学的に理にかなっているのかを調べた研究があります。

じつは、**先にウェルビーイングな脳になっていると人は非常に高いパフォーマンスが発揮できる**ということがわかりました。

たとえば仕事でいうと、ウェルビーイングな脳の状態だと、もっと仕事をすることで人に貢献しようというモチベーションが強くなり、結果を出せるのです。

特に、**他の人とチームを組んで一緒にやるときに、ウェルビーイングな脳の人たちが集まっていると、お互いの心の結び付きが強くなり、パフォーマンスも非常に高くなる**ということがわかってきました。

お互いに至らないところを助け合ったり、お互いの才能を相手のために使ったりということで、うまく補完し合えます。

そして、ひとりではできないような素晴らしいことができたり、多くのことが達成できたりするのです。

何かができたから幸せを感じるというのも、もちろんあります。

ただそれだけではなく、**普段からウェルビーイングな脳の自分になろうとしていくことで、非常に高いパフォーマンスが発揮できる**のです。

特に人と協力し合いながら何かをするときに、非常に有効ということが科学的にわかってきています。

ウェルビーイングな脳になるためには、普段から、〝感謝〟を意識していることが大切です。

幸せになりたかったら、
感謝の気持ちを意識し、
先に幸せな状態になる。

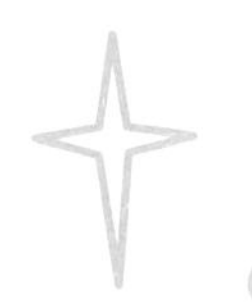

意外に思われるかもしれませんが、普段から感謝を覚えている脳は、打たれ強くもなります。

ここでいう感謝とは、普段から「ありがたいなあ」と感じている状態。

相手に何かをしてもらったときの感謝だけではなく、**人生のポジティブな面に気づき、ありがたく思うような場合**も含まれます。

そして、人間だけではなく、自然、生き物、無生物、目に見えないものも含まれます。

皆さんは何に感謝を覚えますか？

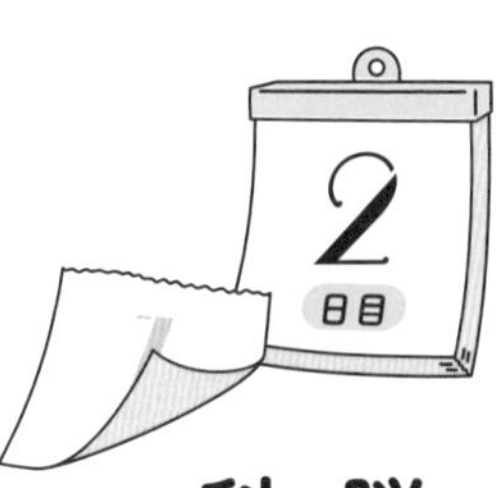

脳がすごい可能性をもっている科学的証拠とは？

人間の脳は素晴らしい可能性を秘めています。

これはアメリカ・カリフォルニア在住の、ある目の見えない人のお話です。

この人は生まれてすぐに視力を失ったので、光というのを見たことがない。少なくともご本人にはそういう記憶がないそうです。

ずっと目が見えない状態で成長してきて、日々の生活を送っています。

見えなくても、障害物があった場合はそれをよけて歩くことができたり、触らずに目の前に何があるかわかったりする。

さらに、人が立っているのか、電柱が立っているのか、はたまた木が立っているのかといったことがわかるそうです。

目が見えていないのに、どうしてそういうことができるのでしょう。

その理由は音の反射です。

舌鼓を打つと、口から出した音が物にぶつかって反射して戻ってきます。

その音を聞くと、目の前に何があるかわかるのです。

だから、障害物があっても、ぶつからずに歩いていけるのです。


この人の脳の働きを、**カナダの研究グループが調べました。**

「視覚野」という、脳の後ろ側に目からの情報を処理する領域があります。

その人は、生まれてすぐに視力がなくなってしまったので、視覚野はまったく使われていないだろうと思われていました。

ところが、脳の状態を調べてみると不思議なことがわかりました。

目が見えて耳も聞こえる人は、目から入った情報は「視覚野」で処理されます。

そして、耳から入った情報は「聴覚野」で処理されます。

目が見えない人は、もちろん目からの情報は入ってきませんが、**耳から入った情報は「聴覚野」だけではなくて、「視覚野」でも同時に処理されるということが**

わかりました。

脳科学的にいうと、「音で世界を見ている」ような状態だったのです。

このように、人の脳には思いもよらないような素晴らしい可能性が秘められていることがわかってきました。

たとえ、通常の機能が失われてしまっても、**脳というのは潜在能力というのを発揮するのです。**

自分の可能性を信じて日々生きることで、また新しいものが見えてくるのではないでしょうか。

脳は思いもよらない
素晴らしい可能性を
秘めている。
自分の可能性を信じて
生きよう。

脳が活性化している人の振る舞い

感謝の気持ちや利他の気持ちが強くなると、脳が非常に活性化してくることがわかってきています。

逆に、エゴが強い状態だと、脳が部分的にしか使われません。

脳の回路を分断し、働きをにぶらせてしまうのです。

それでも、自分の得意なところは何とかうまく使えるでしょう。

しかし、エゴが強いので人と対立関係を自然と作ってしまう。そうすると、そのために貴重な時間やエネルギーを使うことが増えます。

エゴが強いというと、「俺が、俺が」といった感じで、自分だけ欲張ってというイメージがあるかもしれません。

しかし、そういった自己主張だけでなく、自分のほうが正しいと考えたり、物質的なお金だけを追い求めて、周りの人への思いやりが欠如している状態だったりも、またエゴの強い状態です。

その逆に、**脳全体がバランスよく活性化していると、感謝の気持ちや利他の気持ちが強くなり、人と良好な関係を築くことができる**というのは、イメージしていただけるでしょう。

自分の才能を、フルに発揮できる状態が自然と作られてくるのです。

僕自身も人のことをどうこういえるような立場にはまったくないのですが、ご縁をいただいたある先生のことをお話ししましょう。

大学院のときの指導教官に、ハワード・テミン博士がいました。

もうすでにお亡くなりになっていますが、1975年にノーベル生理学医学賞を受賞された先生です。その分野での世界的な権威です。

そんなすごい先生ですが、僕は彼が言っていた学説が、一部修正が必要だと思いました。

当時学生の僕は、「先生の学説のここを修正したほうがいい。ここは違うと思う」ということを伝えました。そのあとすぐに何かあったわけではないのですが、しばらくして、テミン博士が研究論文を書きました。

その研究論文の中に、僕が指摘した修正ポイントが組み込まれていました。

「自分が言ったことをわかってくれたんだ」と、素直にうれしかったです。

やっぱりテミン博士はすごいなと思ったのは、**一学生が言ったことでも、真摯に受け止めてくれて訂正したことです。**

人は偉くなってくると、自分のほうが正しいと思いがち。きちんと受け止める度量の大きさをもっている人には、人間としての魅力を感じます。

テミン博士は、科学者としてだけでなく、敬虔(けいけん)な宗教家でもありました。この本でお伝えしている「脳磨き」のようなことをしていたのだと思います。

日々脳を磨き、脳が活性化してくることで、エゴが減ってきます。

僕もなかなか大きな人間性をもつというところには至っていないのですが、少しでもそういう人たちをお手本にしたいものです。

脳が活性化すると
エゴが減ってくる。
エゴが減れば、判断ミスも減り、
人間関係も自然とよくなる。

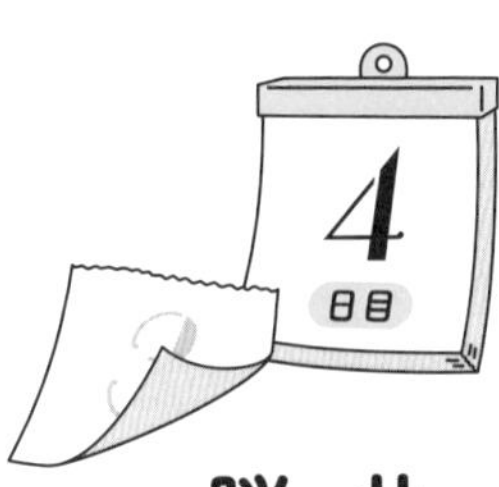

共感覚？ 直感？ 第六感？ 脳の不思議な使い方

イギリスのダニエル・タメットさんは、「共感覚」をもっているそうです。

共感覚とは、たとえば「音」を聞いて「色」が見えるとか、**違う感覚が同時に起こること。**

タメットさんは、共感覚の才能を使って、たくさんの数字の暗記ができます。

たとえば、**円周率は3・14……と無限に続きますが、その数字の並びを見ると、タメットさんはすごく美しい風景が見えるのだそうです。**

普通の人は、円周率の1000桁目の数字をちょっと入れ替えても、もちろん気がつきません。しかし、タメットさんは、並び替えられた数字のところで気持ちが悪くなるといいます。

この才能を使って、円周率を覚えます。その暗記した円周率を5時間かけて、皆が見ている前で2万2000桁まで間違うことなく、暗唱したのだそうです。


感覚というものは、主観的なもの。

人によって違いがあることを明確にするのは、非常に難しいです。

タメットさんのように数字の並びを見て、美しい風景が見えるとか気持ちが悪くなるという同じ感覚を味わうことはできません。

だから、研究の対象にもなりにくかったのです。

そのため、共感覚はもともと一部の人にしかないものだといわれてきました。

しかし、**最近もっと多くの人が共感覚に似た脳の使い方ができているといわれはじめました。**


共感覚かどうかはわかりませんが、こんな話もあります。

名経営者といわれ、京セラや第二電電（現KDDI）などを創業し、日本航空（JAL）を再建した稲盛和夫さんのお話です。

決算書に間違った数字があると、その数字が目に飛び込んできて、訴え掛けているように見えるのだそうです。たくさんの数字が並んでいるにもかかわらず、一目でわかるというお話をされていました。

僕自身はというと、自分は共感覚者ではないと確信しています。

それでも、第六感のようなことを感じたことがあります。

企業研修で、受講生の皆さんが真剣に関わってくれている状態になることがあります。そのとき、**その企業研修自体がすごいエネルギーをもち、そして喜んでるような、そんな〝研修の顔〟が見えることがあります。**

タメットさんや稲盛さんの話、そして、僕の拙い経験と合わせると、**第六感にも、科学的な根拠を見出すことができるかもしれない**と思います。

これらは、あまり現代社会では重要視されず、「気のせい」と流してしまうことが多いですね。しかし、皆さんがときどき感じているかもしれない、〝そういう感覚〟を大切にすることも、自分の才能を輝かせるきっかけになるでしょう。

共感覚のような
脳の使い方ができる人は、
意外と多い。
直感や第六感はスルーしないで
意識してみよう。

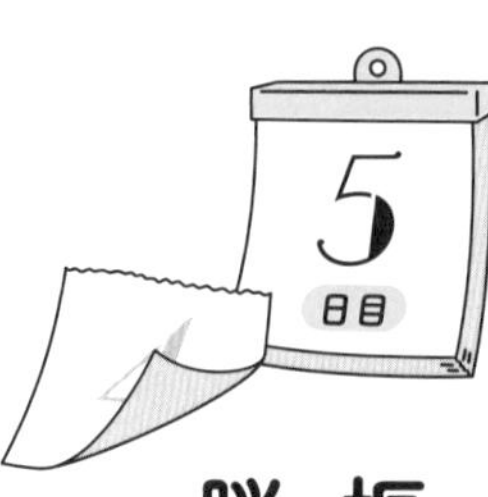

振り返りが脳の活性を変化させる仕組み

日々振り返るというのは、進化という意味で大きな効果があることがわかってきています。

効果的な反省をしているとき、DMN（デフォルト・モード・ネットワーク）の活性が変化するのです。

DMNというのは、何の思考も注意も伴わない、ぼんやりと安静状態にある脳が示す神経活動のネットワークです。

たとえば、一生懸命に何かをしていたとき、ふっと、別のことを考えたりしたことはないでしょうか？　仕事を一生懸命にしているときに、「今日のお昼ごはん何食べよう？」というようなこと、あるいは、ぼんやりとカフェでお茶をしているときに、急にアイデアが浮かんできたということもあるかもしれません。

このようなときが、ＤＭＮが活動しているときです。


ＤＭＮは、目の前のことに集中していないときに「過去の記憶」を呼び起こして活動をしています。


このときＤＭＮは回想しているだけではなくて、より改善された未来の行動や考え方が反映できるように、活性を変えるということがわかってきています。

ＤＭＮの変化という視点から、反省や振り返りを検証してみましょう。

普通は、ミスをしたから反省をすると考えがちですね。

しかしそれ以上に、**日々振り返り、反省して未来への改善点を考えることでＤＭＮの活性が変わり、人生が大きく開けていくのです。**

単に「ミスをしたから反省しました」というだけではなく、普段から改善を加えたアクションに意識を向けると、うまくできるようになるということです。

振り返って改善を加えることは、素晴らしい人生を生きるためにとても大事なのです。

振り返りは、
反省だけではなく、
うまくいったときにも
改善点を考えると、
成功できる。

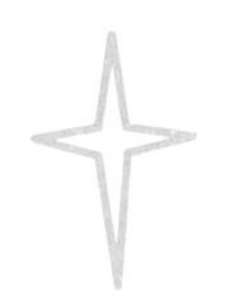

		1	2	3	4	5
6	7	8	9	10	11	12
13	14	15	16	17	18	19
20	21	22	23	24	25	26
27	28	29	30			

第2章

生活の中で上手に脳を使っていく方法

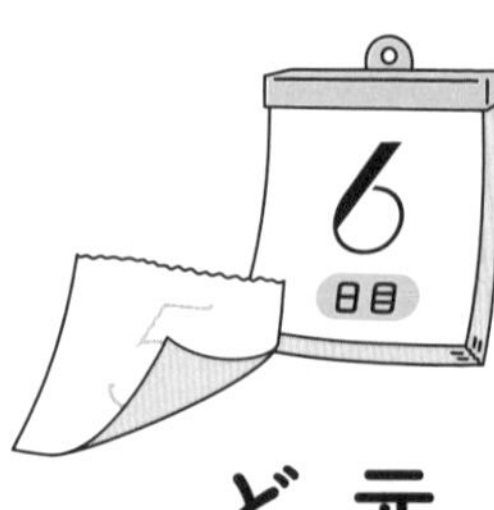

元気なあいさつがどうして脳にいいのか？

もともと脳はネガティブな情報を受け取りやすい、ネガティブなことに意識が向きやすい傾向があります。

ネガティブな情報ばかり受け取っているとだんだん気持ちが落ち、脳にブレーキがかかって、脳がうまく機能できなくなります。

そこで注目してほしいのが、こめかみの辺りにある左脳の「ブローカ言語野」です。言葉を発するときに使われる領域です。

ブローカ言語野の辺りが活性化してくると、ネガティブな情報、ポジティブな情報、両方共に意識が向けやすいということがわかってきています。

ポジティブな情報も受け取りやすくなるので、ネガティブな情報に意識がいっても、そこまで気持ちが落ちずに、脳のアクセルも働きます。

その結果、脳全体をうまく活用できるようになるという効果があります。

ブローカ言語野を活性化するには、あいさつが効果的です。

僕自身、もともと無口・口下手な人でした。

人に声を掛けられてもすぐに声が出なかったり、もごもごしたりして、声を掛けてくれた人はその間に通り過ぎてしまったり……そんなことをやっていました。

そういうときに、まず僕が始めたのは「元気にあいさつをする」ということでした。

どうしてあいさつがブローカ言語野を活性化するのでしょうか。

ブローカ言語野を活性化するには、いままで会話がないところから突然パッと何か言葉を発するというとき非常に活性化することがわかっています。

それが、まさにあいさつですよね。

あいさつは、その前に会話があるわけではなくて、誰かに会ったときに最初に

「おはようございます」「こんにちは」と声を掛けます。

いままで会話がなかったところから突然パッと言葉を立ち上げるので、ブローカ言語野が使われるのです。

また、**「ありがとう」というのも、じつはブローカ言語野を鍛えるのにとてもいい**と気づきました。

あいさつと同じように、何も会話がないところから突然パッと立ち上げるのにいいですよね。

「ありがとう」と言うと相手の人も喜んでくれます。

たとえば、コンビニで買い物をしたときに、店員さんに「ありがとうございました」と声を掛けると、丁寧な対応になるだけではありません。

同時に、ブローカ言語野を鍛えられるのです。

あいさつをする、「ありがとう」をたくさん言う、これを普段から心掛けていきましょう。

日々のあいさつや
「ありがとう」の習慣が
ブローカ言語野を鍛え、
ポジティブに
目が向くようになる。

素直さは周りに伝播する

素直さというのは、想像以上に周りの人に影響を与えます。

たとえば中国の研究ですが、リーダーの素直さが高まると、チームのメンバーに対する思いやりや、利他的な行動が多くなり、チームの生産性にも影響を与えることがわかってきています。

リーダーの素直さが、チームの「心理的安全性」に直結するからです。

心理的安全性とは、会社のような組織内で、自分の考えや意見を誰に対しても遠慮せずに言えるような状態です。

２０１６年にアメリカのGoogleが、高いパフォーマンスを発揮できるチームの共通点ということで、そのうちのひとつに心理的安全性をあげています。

それがまさに「リーダーの素直さ」からくることがわかってきました。
リーダーの素直さが、メンバーの人たちにも、波及するのです。

素直さは、本来誰でも心の奥底に秘めているはずです。
しかし、年齢を重ねるにつれて、心理的に傷つくことが多いせいか、表に出にくくなります。

では、どうやって素直さを表に出やすくするかということですが、**「Ａｗｅ（オウ）体験」をすると、素直さが表に出てくる**ことがわかっています。

大自然や大宇宙の広大さ、悠久さ、素晴らしさに心が震えて、「人間は、なんてちっぽけなんだろう」と感じるのがＡｗｅ体験です。

そのときに、心のうちに秘められた素直さが現れてきます。

皆さんも、雄大な山や海、森林、はたまた満天の星空を見ることで、そんな感覚に陥ったこともあるのではないでしょうか？

Ａｗｅ体験をすると、脳が活性化し、他者のためになることをしようという気

持ちが生まれます。

さらに、Ａｗｅ体験は体にもいい影響があります。

体の慢性的な炎症が抑えられます。

炎症の指標になる血中タンパク質（たとえば、インターロイキン６）の濃度が下がるため、血液検査からわかるのです。

慢性的な炎症が抑えられると、寿命を延ばすことがわかっています。

リーダーの素直さが高まると、チーム全体で一緒にＡｗｅ体験をしやすくなります。

それが、チームの心理的安全性を育んでいくのです。

僕自身も、脳磨きを続けてもっと素直な心が出せるようになりたいと思います。

ぜひ、皆さんも、普段から素直さを意識してみてください。

素直さが周りの
「心理的安全性」を作り、
皆が高パフォーマンスを
発揮する。

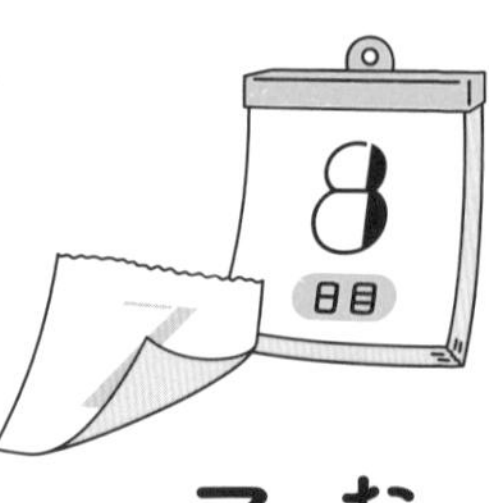

お皿洗いでもマインドフルネスになれる

マインドフルネスというと、瞑想(めいそう)などを思い浮かべることでしょう。

ところが、**日常的にすることでもマインドフルネスのトレーニングができることが科学的にわかってきました。**

たとえば、**「お皿を洗う」**といったことです。

アメリカ・ユタ大学で、学生にお皿を洗ってもらう実験をしました（変な実験だなんて言わないでくださいね）。

「普通に洗ってもらう人たち」と、「マインドフルネスを活用してお皿を洗ってもらう人たち」のグループに分けます。

マインドフルネスを実践してお皿を洗うグループの人たちには、「いまここ」に集中してもらいます。

お皿を洗ってるその感覚を楽しむ、そこに没頭することを意識してもらいます。

もし、「自分は何でこんなことやっているんだろう」という気持ちになったら、「他のことに意識がいってしまったら、いまここにもう一度意識を向け直してお皿を洗ってみましょう」といったインストラクションを与えます。

こうした「マインドフルネスを活用してお皿を洗ってもらう人たち」は、「普通に洗ってもらう人たち」と比べて、お皿を洗うことで心が落ち着いて、気持ちが前向きになりました。

短い時間にもかかわらず、**非常にゆったりとした時間が流れてる感覚にもなりました。**

じつは、これはフロー状態の入り口になります。

フロー状態とは、リラックスした集中状態です。

スポーツやテスト、仕事でも非常に高いパフォーマンスを出すことができることがわかっています。

普段何かをするときにそのマインドフルネスを意識してみると、フロー状態に入りやすい脳にするためのトレーニングになります。

ですから、**日常すること――お皿洗い、掃除、片付けなど、それをただこなすこと、やらなければいけないタスクのように思わずに、一つひとつ「マインドフルネスのトレーニングなんだ」と実践していただくのがおすすめです。**

そうすると、普段から心が整っていき、何かをするときにフロー状態に入れる脳というのを鍛えることになります。

僕自身もいつもそうできてるわけではありませんが、少しでもそのように脳を磨いていきたいと改めて考えています。

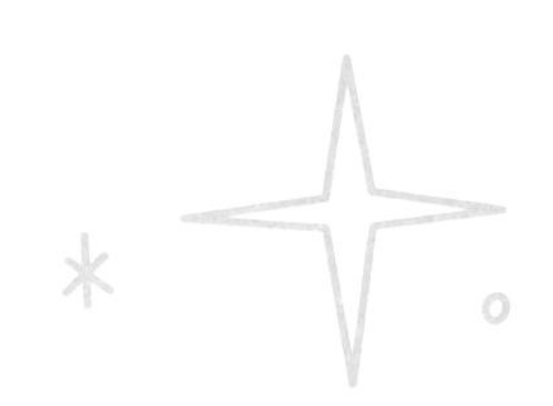

お皿洗い、掃除など
「いまここ」を意識すれば
マインドフルネスになり、
フロー状態に入る
脳のトレーニングになる。

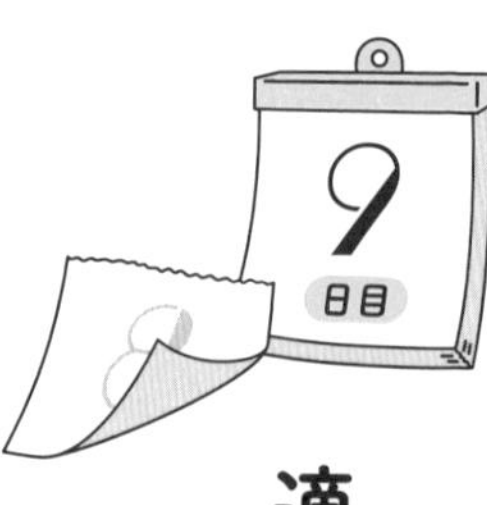

適切な睡眠がフロー状態を促す

前項でもお話ししましたが、フロー状態のことをもう少し紹介しましょう。

リラックスした集中状態と呼ばれていて、**非常にサクサク物事が進む、仕事がどんどんはかどっていく状態です。**

そんなにがんばっているつもりはないけれど、作業が進んで、その活動と自分が一体化しているような状態。すべての調和が取れた状態です。

しかし、**睡眠不足の状態になると、フロー状態に入りにくくなることがわかってきています。**

普段からきちんと睡眠を取って、フロー状態に入りやすくするのも大事なポイントです。

深い睡眠を取るにはどうしたらいいのでしょう。

いろいろ秘訣はあると思いますが、**僕や妻は体温調節をうまくすることで深い睡眠に入れるように心掛けています。**

深いところの体温、深部体温が下がっていくことで睡眠に入っていく、もしくは睡眠が深くなることがわかっています。

そこで、夕方ちょっと体を動かす——散歩したり、お風呂に入ったりと、体を温めます。体の芯を温めるということですね。

それから2時間後ぐらいから、だんだん眠気が出てきます。

その後、ちょっとずつ体温が下がっていきます。**夜寝ている間に一日のうちで一番体温が下がるので、そのときに暑くしすぎない（といっても、寒くしすぎない）ことが深い睡眠を取る秘訣のひとつです。**

フロー状態に入りやすくなるために他にも秘訣はいろいろあります。ひとつの方法として、我が家ではこうして深い睡眠を取ることを意識しています。例として、ご紹介させていただきました。

睡眠不足になると
フロー状態に入りにくくなる。
体温調節をして
深い睡眠を取るのがおすすめ。

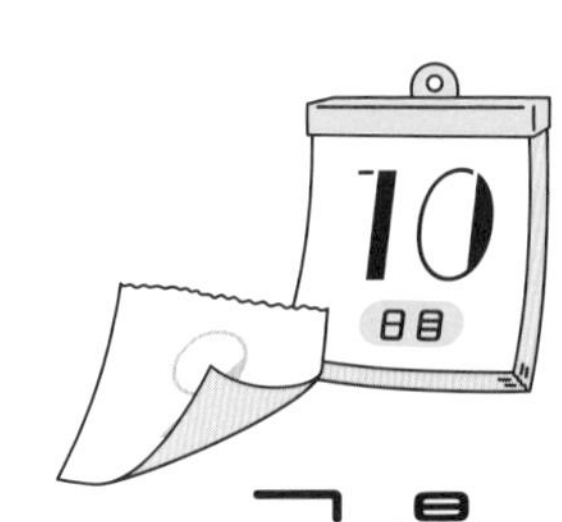

最新科学でわかった「坐禅」が遺伝子に変化を起こす！

坐禅をしたことがありますか？

背筋を伸ばして座り、自分と向き合う精神統一法ですね。

仏教の修行からきていますので、難しいとか、宗教的という印象があるかもしれません。

ちなみに、坐禅や瞑想から宗教的な要素を除いた「心」や「脳」のトレーニングがマインドフルネスといわれています。欧米などでは、医療機関でも治療の一環として使われることがあります。

坐禅には、多くのメリットがあることが脳科学研究で検証されています。

坐禅を続けていくことで、心が穏やかになる、大変なことがあっても動じなくなるという研究があります。

さらに、最近わかってきた非常に驚く研究があります。

坐禅をすることで、遺伝子に変化が起こるというのです。

DNAというのは皆さんご存じでしょう。

遺伝子の構造、配列を決めているものです。

DNAにヒストンというタンパク質がつき、立体的な構造を作っています。

それがコンパクトにまとまったものが染色体といわれるもので、一つひとつの細胞の中につまっているわけです。

人間というのはたくさんの細胞をもっています。脳も脳細胞からできています。

その遺伝子や染色体構造に、坐禅を続けていると変化が起こることがわかってきたのです。

この変化はいくつかありますが、わかってきているのがDNAのメチル化です。

少し専門的になりますが、DNAにはATGC（アデニン、チミン、グアニン、シトシン）という4つの塩基があって、それがつながって長い紐状（ひもじょう）になっています。その中のCに当たるシトシンがメチル化されて科学的な変化を起こします。その科学的な変化が染色体の大きな構造を変えて、ある特定の遺伝子を発現しやすくする、もしくは発現できなくする。坐禅を続けることで、そんな変化が起こるのです。

たとえば、いくつかわかってきていることの中で、**体の免疫力を上げる遺伝子などに変化が起こるということがあります。**

このように、坐禅を続けるというのは、単に気持ちが落ち着くとか、何となくの曖昧（あいまい）なものではないのです。

実際に体の遺伝子に変化が起こって、坐禅をする前の自分と違う状態になるのです。

それが脳にいろいろな変化を起こし、世界の捉え方が変わってくる。非常に不思議な感じもしますが、実際に科学的に検証されてきたことです。

坐禅の方法は、さまざまありますが、僕たちがやっている「脳磨きマインドフルネス」もご参考にしていただくといいでしょう。

【脳磨きマインドフルネス（3分）インストラクションつき】
https://kctjp.com/2024/01/16/noumigakimindfulness/

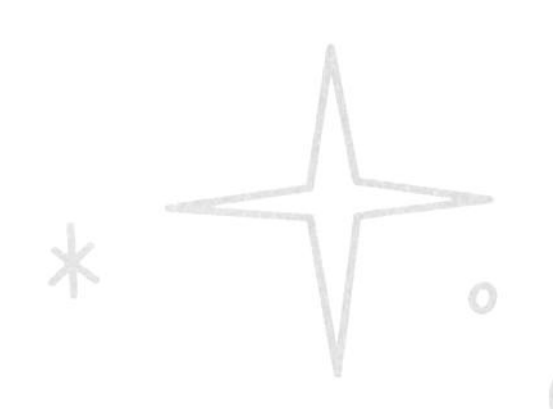

坐禅を続けると、
遺伝子に変化が起こり
実際に以前の自分とは
違う自分になれる。

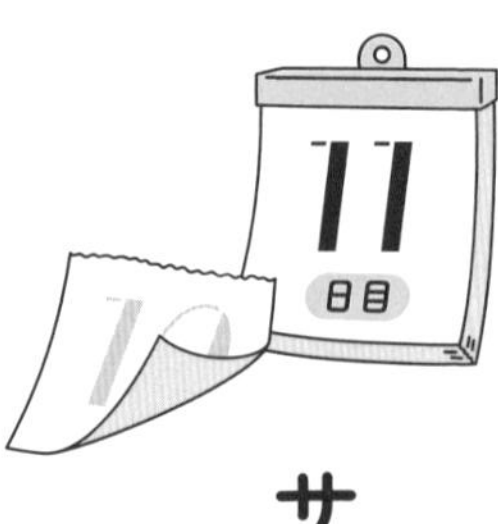

サウナで認知症予防

サウナが最近はやってるようですね。

「サウナによく行くので、脳にどんな影響があるか教えてほしい」という質問をよくいただきます。


サウナについては、フィンランドの研究が多く見受けられます。

フィンランド辺りには、サウナの施設が自宅にあるからかもしれません。

そのフィンランドの研究で、２３１５人を対象に「毎日サウナに入る人」と、「週に一回程度入る人」の健康状態を比べた研究があります。

脳に関していうと、**サウナに頻繁に入る人は、入らない人に比べて、認知症に**

なる率が3分の1程度に減少するという研究報告がありました。

認知症の原因は、脳内に毒性のあるタンパク質がたまることで起こるとわかってきています。それがだんだん脳細胞を破壊して認知症を引き起こすのです。

とはいえ、なぜ、サウナに頻繁に入ると認知症になりにくいのかのはっきりした理由はわかっていません。

サウナを頻繁に活用すると、ストレスがたまりにくい、夜よく眠れる、体の炎症を抑える、精神的にリラックスしやすくなるなどの複合的な要因があると考えられています。

また、体を温めておくと免疫力が上がることも知られています。

80度ぐらいのサウナに頻繁に行っていると、脳だけでなく、体にもいい影響があることが報告されています。

心筋梗塞になりにくい、コレステロールもたまりにくいといった研究もあるからです。

120度ぐらいあるサウナは、長時間だと体への負担が大きくなるので、短時間にするのがおすすめです。

いずれの場合も、ご自分に合った形でサウナを楽しんでいただくのがよいでしょう。

サウナが好きな人は、この研究結果を活用していただければと思います。

ただ、サウナが好きではない人は、無理してサウナに入ると逆にストレスとなりますので、気をつけてくださいね。

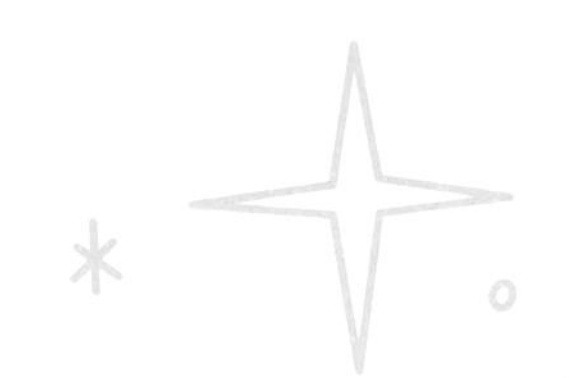

サウナの習慣が認知症になりにくい脳を作る。

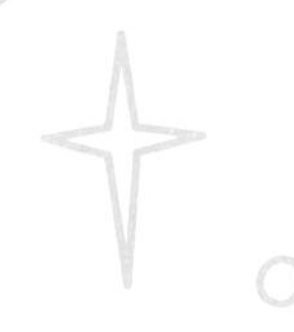

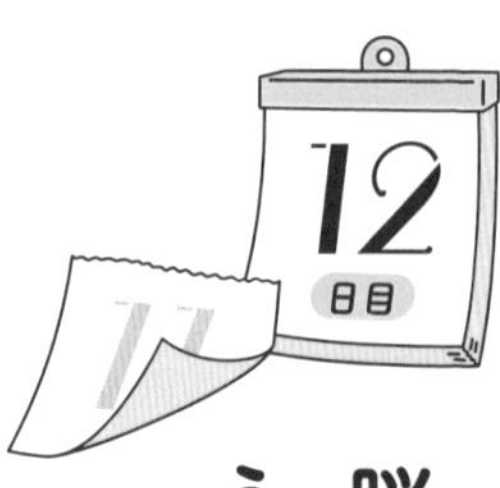

脳の使い方が変わるとうつを防止できる

現代はストレスが過剰にかかりやすく、うつの人がかなり増えているという報告があります。

中国・上海師範大学の研究論文によると、日本と同様に、中国でも同じ傾向があるということ。しかも、都市部に住んでいると、うつになる率が非常に高いということです。

うつになると医療費がかかったり、社会的な生産性が落ちてしまったりと大きな社会的な課題になっています。

そこで、うつになる人を少なくするため、〝大変興味深いもの〟をうつの薬にしようという研究です。

自分ひとりで生きるだけでも、大変な世の中。自分にフォーカスして、自分のために動く、自分の利益を追求するのは、ある意味致し方ないことでもあります。

しかし、その状態が大きくなるとエゴが次第に膨らんでいきます。

その反動として、うつにもなりやすいことがわかっています。

この論文では、その〝反対の状態〟である「思いやり」や「共感の心」を育むことをうつの薬として活用しようというのです。

この論文では、「自己超越」という言葉を使っています。

自分のエゴを超えるという意味です。

自分だけではなく、周りの人たちがよくなる、輝けるようになるという、脳の使い方になっていくのを自己超越といいます。

実際、自己超越を感じている人たちというのは、うつになりにくいのです。

いつも前向きで、新しいことにチャレンジしようという気持ちも強いことがいろいろな研究からわかってきています。

自分にフォーカスしたほうが、自分の人生をよくできそうな気がすると思います。しかし、じつはそうではないと科学的な研究からわかってきました。

他の人が輝けるようになる気持ちでいることで、自己超越した状態になり、自分の人生もどんどんよくなっていくのです。

自分ひとりで自分の人生をよくする以上に、高い効果があることがわかってきました。

そんなに効果があるならと、法律を作って「他の人のために」を強制するのがいいと思う人がいるかもしれません。

しかし、強制は逆にうつを引き起こすことがわかっています。

自己超越の状態になるには、自らその気持ちを醸成する必要があります。

では、そのためにはどうしたらいいのでしょう。

鍵は、「共同体思考」という脳の使い方です。

うつを予防する薬は、自発的に他の人が輝けるように思える「自己超越」。

これは数々の論文や研究結果をもとに僕がネーミングしたものなのですが、ひと言でいうなら「仲間・同志、共同体の一員として相手を受け止め、寄り添えること。**上下関係、ライバル関係、敵対関係などでなく、横の関係で、心をひとつにできること**です。

こうした共同体思考の脳の使い方をして、まずは、心の安全基地を小さなコミュニティで作ること。

心の安全基地の中で、共同体思考の寄り添う関わりをしてもらえると、「自分も仲間の役に立ちたい」という気持ちが高まります。

そして、共に支え合うという気持ちを皆がもてるような環境を作っていくことが、うつ防止の薬になります。

そのときポイントとなるのが、自己超越なのです。

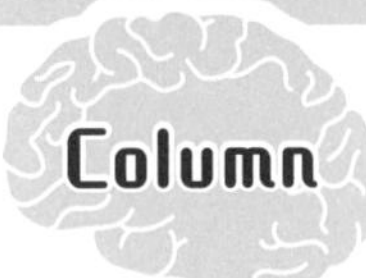

「侍ジャパン」が優勝した脳の使い方

2023年WBC（ワールド・ベースボール・クラシック）で日本は、3大会ぶり3回目の優勝を果たしました。僕も楽しくテレビの前で観戦していましたが、**脳科学的に見た「優勝の秘訣」**に気がつきました。

まず感じたのが「日本のチームはすごく明るいな」ということ。もちろん全勝で決勝に進み、決勝でもアメリカに勝ち優勝したので、いいことがずっと立てつづけに起こっているから皆の気持ちが前向きになっていると普通は捉えるでしょう。しかし、63ページでもお話ししたように脳科学の研究では、**気持ちが前向きになっていると実力が発揮しやすくなる、フロー状態に入りやすくなる**ということがわかってきています。

大谷選手が決勝の前に、「今日だけは憧れるのをやめましょう」とチームメイトに伝えたという話は、メディアでたびたび取り上げられました。

決勝相手のアメリカチームには、メジャーリーガーの素晴らしい選手たちがいます。彼らは、野球をしている人たちの憧れの選手でしょう。そんな彼らに憧れるのは今日だけはやめ、その人たちを超えましょうという発言は、チームの気持ちを明るく、前向きにしました。恐らく、このような前向きな勇気づけは、普段からもやっていたのではないでしょうか。

そうやって気持ちが前向きになっていると、皆の脳のアクセルが活性化して、信頼関係が深まり、チームでフロー状態に入っていきます。そして、自分たちのもっている**実力が十分発揮されます。場合によっては、実力以上のものが発揮されるという脳の状態になっていた**のではないでしょうか。

		1	2	3	4	5
6	7	8	9	10	11	12
13	14	15	16	17	18	19
20	21	22	23	24	25	26
27	28	29	30			

第3章

仕事がうまくいきだす脳の使い方

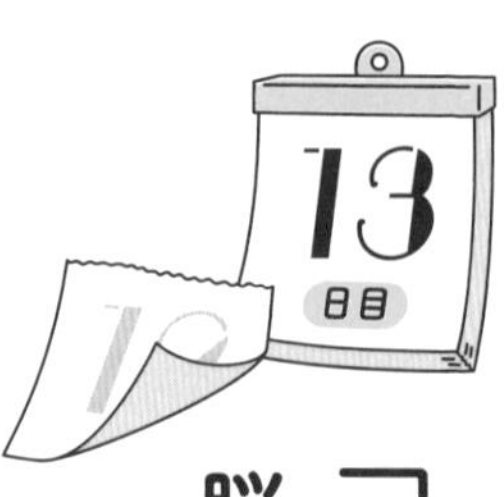

「苦しくてもがんばる」は脳の健康を損ねる

「仕事で心が疲弊してしまう」

最近よく聞くようになりました。

それはいまの世代の人たちの心が弱いとか、精神力がないということではありません。

苦しくてもがんばるという状態が慢性化すると、実際に脳の健康を損ねるのです。そして、うつになることもあると脳科学で解明されてきました。

脳には、危険なものなどの自分にとってよくないものをキャッチしたり、物事を悪いほうに捉えようとしたりする「ネガティブバイアス」が備わっています。

この機能は、もともとは過酷な環境の中で人類が生き延びていくために必要なものでした。

そして人は危険なものを察知すると、「Fight or Flight状態」、略して「FF状態」になります。

「Fight」は闘う、「Flight」は飛ぶ。要は、危険を察知すると「全力で闘う」か「一目散に逃げるか」のどちらかを選ぶのです。

この苦しくてもがんばる状態は、脳が「FF状態」になっています。

たしかに一過性の力は発揮できるのですが、非常に苦しい状態です。

FF状態が慢性的になると脳の健康を損ね、脳細胞が破壊されることにもなります。

たとえば、パワハラ的な人がいて、その人の顔を見るのもつらくなることがあります。思い出すだけでトラウマ反応を起こして、体が震えたり、涙が止まらなくなったりといったことがあります。

これは、FF状態に追い込まれているということ。

繰り返しになりますが、それはけっして心が弱いとか根性がないとかということではないのです。

人間は本来、皆で心をひとつにして助け合いながらより高みを目指すことをしていくと、フロー状態に入り、すごいパフォーマンスが発揮できるのです。

それを「集合知性」といいます。

「集合知性」は皆でフローに入っている状態です。

そういう集合知性が発揮できるようなリーダーがどんどん世の中に育ってきて、「今日も仕事に行くのが楽しい」という人が増えきてほしいものです。

そして、力を合わせて社会に貢献していく、素晴らしいものを提供していく、そういう職場が世の中にもっともっと増えてくれたらと願っています。

苦しくてもがんばる
FF状態から、
リラックスした集中の
フロー状態へ。
「集合知性」が発揮できる
職場を作ろう。

モチベーションを高める脳の使い方

「やるべきことが続けられない」

「成果がなかなか出ない」

このような悩みはよく聞きます。

そもそも、好きだから続けられて、成果が出せるのでしょうか。

それとも、使命感があるからこそ続けられて、成果が出せるのでしょうか。

あるいは、自分にとっていいことがある——給料が上がる、昇進できるから、続けられて、成果が出せるようになるのでしょうか。

アメリカ・イェール大学の研究で、**「好きだから続けられる」というのが、長期的に見て成果が出せる**ということがわかってきました。

郵 便 は が き

料金受取人払郵便

新宿北局承認

9181

差出有効期間
2026年 1 月
31日まで
切手を貼らずに
お出しください。

169-8790

174

東京都新宿区
北新宿2-21-1
新宿フロントタワー29F

サンマーク出版愛読者係行

ご住所	〒 都道府県	
フリガナ		☎ ( )
お名前		
電子メールアドレス		

ご記入されたご住所、お名前、メールアドレスなどは企画の参考、企画用アンケートの依頼、および商品情報の案内の目的にのみ使用するもので、他の目的では使用いたしません。
尚、下記をご希望の方には無料で郵送いたしますので、□欄に✓印を記入し投函して下さい。
□サンマーク出版発行図書目録

1 お買い求めいただいた本の名。

2 本書をお読みになった感想。

3 お買い求めになった書店名。

市・区・郡　　　町・村　　　書店

4 本書をお買い求めになった動機は?

・書店で見て　　・人にすすめられて
・新聞広告を見て(朝日・読売・毎日・日経・その他=　　　)
・雑誌広告を見て(掲載誌=　　　)
・その他(　　　)

ご購読ありがとうございます。今後の出版物の参考とさせていただきますので、上記のアンケートにお答えください。**抽選で毎月10名の方に図書カード(1000円分)をお送りします。**なお、ご記入いただいた個人情報以外のデータは編集資料の他、広告に使用させていただく場合がございます。

5 下記、ご記入お願いします。

ご職業	1 会社員(業種　　　)2 自営業(業種　　　) 3 公務員(職種　　　)4 学生(中・高・高専・大・専門・院) 5 主婦　　6 その他(　　　)		
性別	男・女	年齢	歳

ホームページ　http://www.sunmark.co.jp　ご協力ありがとうございました。

「苦しくてもやるのが仕事だ」のように、教えられることがあるかもしれません。

しかし脳科学の研究から見ると、一番大切なのは仕事を好きになることです。

好きだから続けられる、そして、続けることで脳の成長サイクルが回って成果が出せるということです。


もしかしたら、皆さんの部下や一緒に仕事をしている仲間に、「好きで就いた仕事でない」という人も多いかもしれません。

そういうときは、まずは深い信頼がある人間関係を作ることを意識するといいでしょう。親しみを感じる人、尊敬できる人がいると、職場に行くのが楽しみになり、仕事にも愛着を感じられるようになるからです。

親しみを感じる仲間がいて、それが心の安全基地になることはとても重要です。

「この仲間と一緒にこの仕事ができることがありがたいな」となると、だんだん仕事が好きになっていきます。

親しみを感じる人、尊敬している人に、「いまやっていることはとても大切なことなんだよ。あなたはそれだけ大切なことをやっているんだよ」と言われたらさらにモチベーションが上がりますよね。

そもそも、いま自分が好きなものというのは、時間を戻して突きつめていくと、一生懸命にやっていたのを親がほめてくれたとか、友達が「すごいね」と言って一緒に喜んでくれたとかがあることでしょう。


ちなみに、心の安全基地というのは、もともと心理学で「子どもは親との信頼関係によって心の安全基地を育む」というのがありました。

この心の安全基地が大人にも必要ということがわかってきました。

子どもの場合は、母親などの大人が「心の安全基地」、子どもが「冒険者」というように役割が固定されていますが、大人の場合は心の安全基地と冒険者の役割が固定されておらず、場面に応じて入れ替わります。

この心の安全基地があるかどうかが、脳や体の健康に影響を与える、ともいえる研究結果もあります。

皆さんの心の安全基地はありますか?

また、仲間の心の安全基地になっていますか?

好きだから続けられる、
続けることで
脳の成長サイクルが回って
成果が出せる。

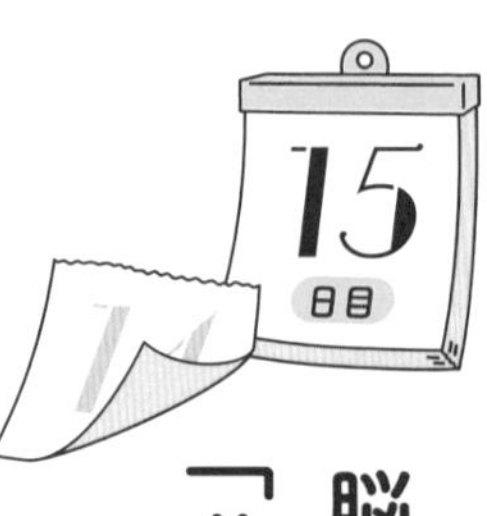

脳科学の研究でわかった「苦しい情熱」と「フローに入りやすい情熱」

物事を成し遂げるには情熱が必要です。

脳科学の研究で、情熱にも大きく分けて2種類あることがわかってきました。

ひとつは「個分離思考の情熱」、もうひとつは「共同体思考の情熱」といいます。

もともと「個分離思考」とは「共同体思考」と共に、数々の論文や研究結果をもとに僕が見つけ出し、名づけたものです。個分離思考は相手と自分を個として分離して捉えます。このため、二元対立の関係を作りやすくなってしまいます。

つまり、「個分離思考の情熱」とは、強迫観念で「自分がこれをやらねばもう命がない」といったように、完全にFF状態（Fight or Flight：闘うか・逃げるかの状態）に入って、一生懸命やろうとしている状態です。

この情熱では、一時はうまくいっても、長く続かなく、何よりとても苦しい。

それに対して**「共同体思考の情熱」は、仲間と調和を保ちながらみんなでお互いにエネルギーを高め合って新しい道を切り開いていくことです。**

この状態だと、リラックスした集中のフローに入りやすいので、物事がサクサク進められます。

卑近な例になりますが、僕たちの例をお話しさせていただきます。

ここ数年、かなり大変なことが僕と妻の身の回りには起こっていました。

僕の母が亡くなって、それから妻の父が亡くなりました。そして、妻の母が認知症になって……という状況が続いていました。

しかし、「脳磨き」を少しでも広めたいという情熱をもちつづけ、「脳磨き検定」を開発しました。世界的にも前例がないものです。地図も羅針盤もなく、大海原を航海する気持ちで開発を進めてきました。

ＡＩ時代にふさわしい、多くの方にご活用いただける非認知脳力の検定になるとの思いで、大変な開発を続けることができました。

大変なときにありがたいのは、心の安全基地です。検定開発に情熱を燃やしつづけられたのも、一緒に「脳磨き」をしている仲間が心の安全基地になってくれたからです。

だから、共同体思考の情熱をもちつづけられました。

「脳磨き」の仲間には言葉で伝えきれないくらい感謝の気持ちを、僕も妻ももっています。

やはり、共同体思考の情熱を燃やしつづけるには、**仲間との深い信頼関係、心の安全基地が必要なんだというのを実感しました。**

仲間の存在って本当にありがたいなと、改めて思うところです。

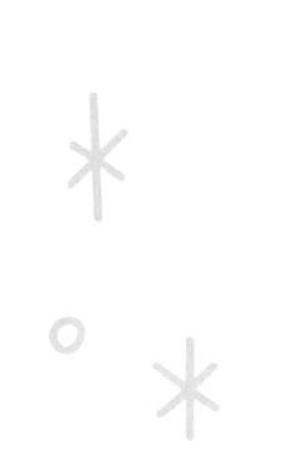
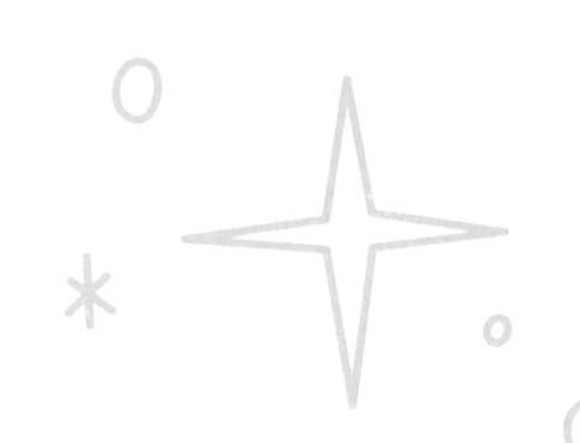

仲間との深い信頼関係や
心の安全基地があれば
熱い情熱を
もちつづけることができる。

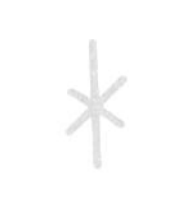

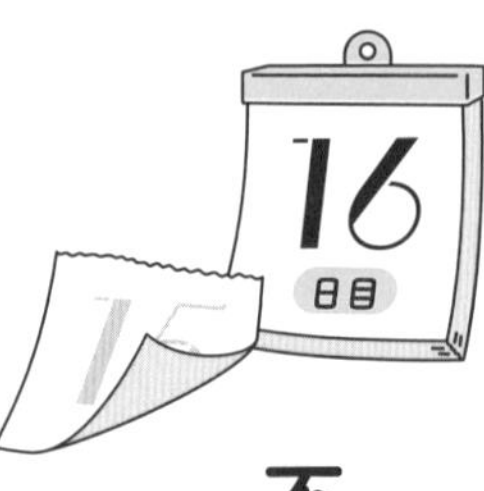

不屈の心をもつ盲目の冒険家

精神的に強い人間を育てるというと、「ビシバシやるのがいい」といった風潮がありました。

この章でこれまでお話ししてきたのは、**心の安全基地をもつ**ことの大切さです。言い換えると、**自分の尊厳を大事にしてくれる人がいるからこそ、がんばろうというエネルギーが湧いてきます。**

このことについて、よくわかる例をお話ししましょう。

海洋立国推進功労者として総理大臣賞も受賞された盲目の海洋冒険家、岩本光弘さんという方がいます。

僕もコラボ講演をさせていただきました。

演題は「激動の時代を生き抜く脳の使い方」でした。

岩本さんは、トライアスロンに挑戦したり、盲目で人類初、どこにも寄港することなく太平洋を横断したりと、すごいことに次々と挑戦されています。

そんな岩本さんですが、目が見えなくなった幼少期に絶望して自殺しようと思ったそうです。

そのとき、夢に岩本さんのおじさんが現れ、こう言いました。

「目が見えなくなったことには意味がある」

このメッセージに、死なずにがんばろうと思えたそうです。


太平洋横断中には、クジラにぶつかってヨットが沈没。

しかも、「目が見えないのに無謀なことをやるからだ」とかなりバッシングを受けたそうです。

そこでも、心が折れそうになりましたが、

「クジラがぶつかってきたことには意味があるんだ」

と再度挑戦。２度目の挑戦で太平洋横断という偉業を成し遂げました。

夢に出てきたおじさんは、子どものころにとてもよくしてくれた人でした。岩本さんは、すごく慕っていたそうです。

小さな子どもだったときでも、岩本さんの人間としての尊厳を尊重してくれた。そういう関わりをしてくれたからこそ、自殺しようと思ったときに夢に現れて助けてくれるわけです。

神がかり的に聞こえるかもしれませんが、心の安全基地になってくれている人は、強い印象で記憶に焼き付いています。

だから、絶体絶命のときに脳が回想するのです。

岩本さんにとって心の安全基地、心のよりどころがあったからこそ、偉業を達成したり、何があってもくじけなかったりしたのですね。

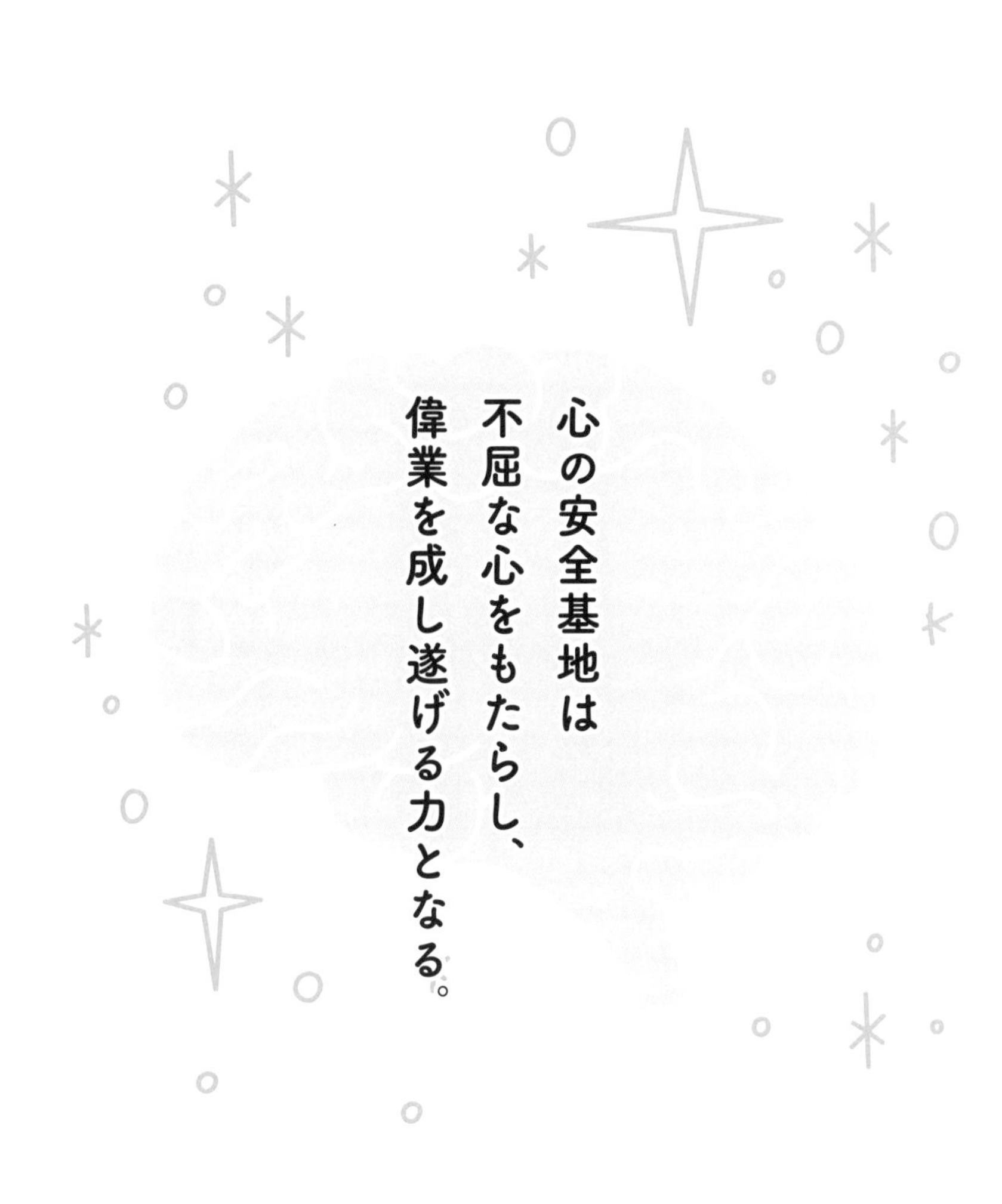

心の安全基地は
不屈な心をもたらし、
偉業を成し遂げる力となる。

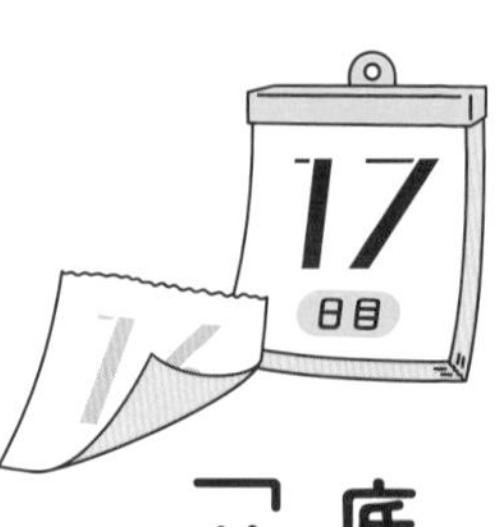

底力を発揮し粘り強くなる「前帯状回」を活性化させる方法とは？

「負けそうな試合で底力を発揮し、逆転勝利した」

「もうダメだと思うようなところから、粘り強さを発揮して、業績回復できた」

このように底力を発揮したり、大変なときでも粘り強さを発揮したりするときに、脳の「前帯状回」というところが活性化します。

これはイギリス・オックスフォード大学の研究からわかってきています。

前帯状回というのは、大脳辺縁系と呼ばれるところの一部です。

無意識領域をつかさどり、脳のハブである島皮質ともつながっていて、いろいろな脳機能の制御に関わっていることがわかってきています。

この前帯状回が活性化するにはどうすればいいのでしょうか。

理想の未来や大義あるイメージというのを明確に思い浮かべられ、それが腑に落ちていると、前帯状回が活性化して大きなエネルギーを出してくれるのです。

「そんな大義ある理想の未来は全然思い浮かばない」

こんなふうに思う人もいるかもしれませんが、皆さんの脳は、素晴らしいものを必ず秘めているはずです。ある例をお話ししましょう。


幕末の長州藩（現在の山口県）に、利助さんというお百姓さんがいました。

非常に貧乏でしたが、松下村塾に行って吉田松陰先生にこう訴えました。

「自分はこんなひもじい生活はもう嫌だ。出世して、お金持ちになって、裕福な暮らしをしたいんだ。だから入塾させてほしい」

松陰先生はこう励まします。

「君は、本当はもっと素晴らしい。**世のため人のためになるようなことを思い描いている。**そのためにも入塾して、大いに偉くなりなさい」

この会話から推測するに、利助さん自身、そのころはまだそんなに大義ある理想の未来は描けていなかったでしょう。

しかし、松陰先生がそう言って勇気づけしてくれたのがひとつのきっかけだったのでしょう。身分が低いために、他の門下生と一緒に勉強ができなかったのにもかかわらず、庭で聴講しながら一生懸命に勉強したといいます。

その後、日本の初代総理大臣になる伊藤博文こそが、そのときの利助さんなのです。

「自分はまだそんな、大義ある未来のイメージはもっていない」
「そもそもそんなのない」

そう思っている人もいるでしょう。

そのようなイメージは見えなくてもいいのです。

すでに心の奥底に、素晴らしいものをもっているのが人間です。

そして、この本を読んでくださっている皆さんも、そのうちのひとりなのです。

少しでもよくなりたいという、そんな気持ちを大切にして素晴らしい日々を送っていただきたいと思います。

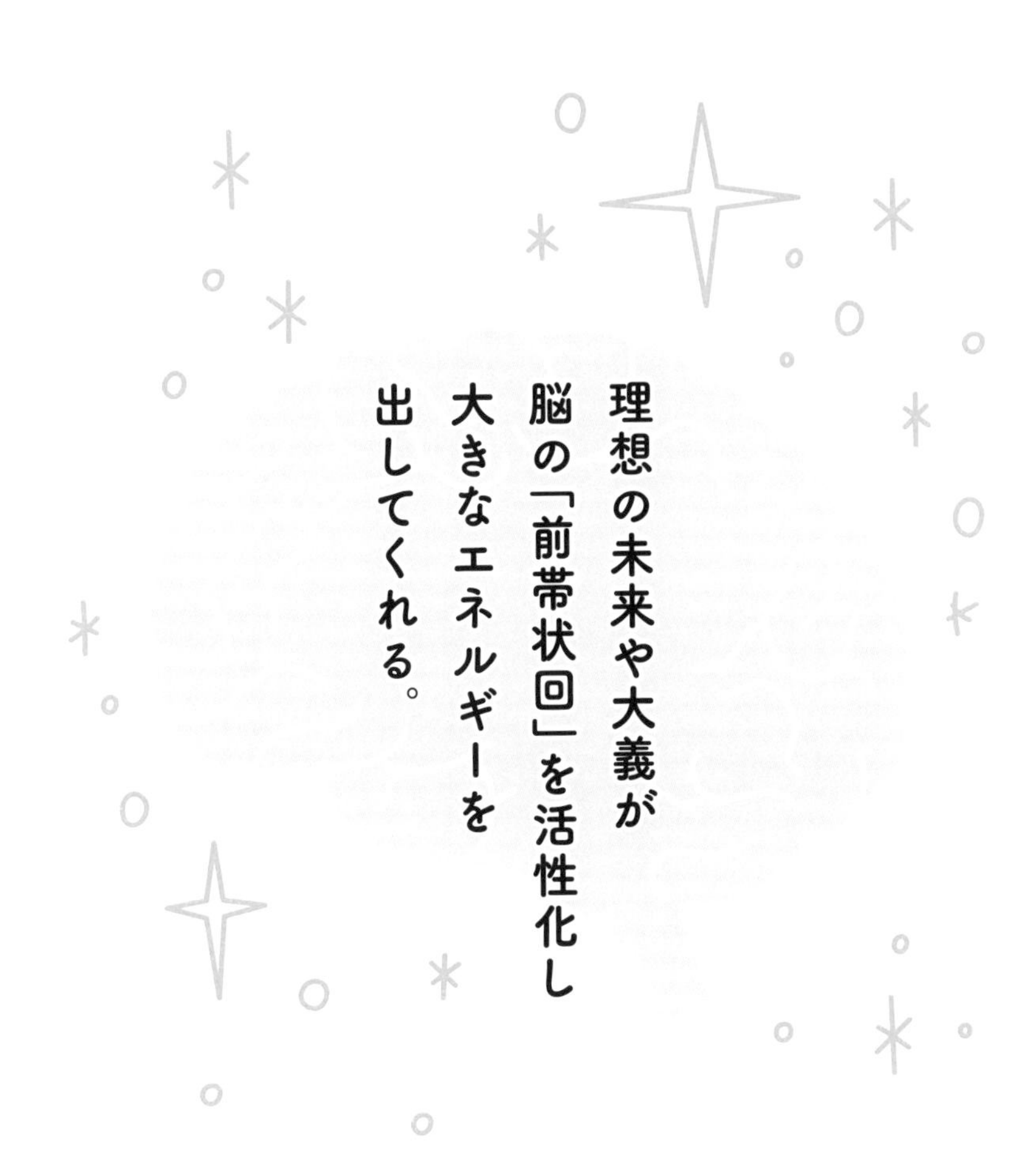

理想の未来や大義が
脳の「前帯状回」を活性化し
大きなエネルギーを
出してくれる。

徳の高い人の振る舞いを見ると脳は驚くべき変化をする

脳科学の世界では、大自然や大宇宙に接して「人間はなんてちっぽけな存在なのだろう」と感じるような経験を、Awe体験と呼んでいます。

そして、**このAwe体験をしている人は脳が活性化し、世の中のため、他者のためになることをしようという志が生まれやすくなる**ことをはじめ、他にも多くのメリットを得られることがわかってきています。

さらに近年になって、こうした体験だけでなく、もっと別なところでも脳がAwe体験と同じ状態になっているということがわかってきました。

それは、**徳の高い人の振る舞いを見たとき**です。

あるとき、ニューヨークの地下鉄で、電車が入ってくる直前にホームから人が落ちました。

そのとき、ホームにいた黒人男性がとっさに線路に下りました。

次の瞬間、地下鉄がホームに滑り込んできて、ホームにいた人たちは大騒ぎ。

「わー、２人ともひかれた！」と大変なパニックになりました。

電車がホームから少し移動し、線路の下がどうなっているかを見てみると……。

落ちた人を枕木と枕木の間に入れて、助けに下りた人がその上に覆いかぶさっていたのです。

そして、２人とも無事であることがわかりました。

そのとき、ホームにいた人たちが皆Ａｗｅ体験と同じ脳の状態になったのです。

ちなみに、フロー状態というすごいパフォーマンスが発揮できる脳の使い方があります。

このフロー状態は、Ａｗｅ体験の一部であるということがわかってきています。

フローに入ると、すさまじい集中状態ですが、リラックスしているという不思議な脳の使い方になっています。

そのフロー状態がさらに大きくなったものが、Ａｗｅ体験状態になるのです。

ニューヨークの地下鉄の話のように、**エゴを捨てた行動、特にリーダーがそうした行動を見せることで、皆をＡｗｅ体験に導けます。**

ところが、フロー状態ではなく、とても苦しいＦＦ状態に導いてしまいがち。

そこで、周りにいる人たちがＡｗｅ体験をして、フロー状態に入っていくと、集合知性が発揮できます。

そこから、天才知性を超えるようなパフォーマンスが生まれてきます。

言い方を換えると「利他の心の実践」ということになります。

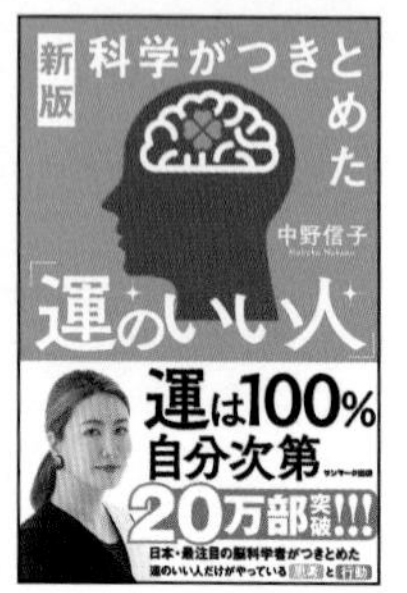

新版 科学がつきとめた「運のいい人」

中野信子 著

運は100%自分次第!「運がずっといい人」には科学的根拠があります!日本再注目の脳科学者がつきとめた運のいい人だけがやっている思考と行動。強運は行動習慣の結果です!

定価＝1650円（10%税込） 978-4-7631-4080-7

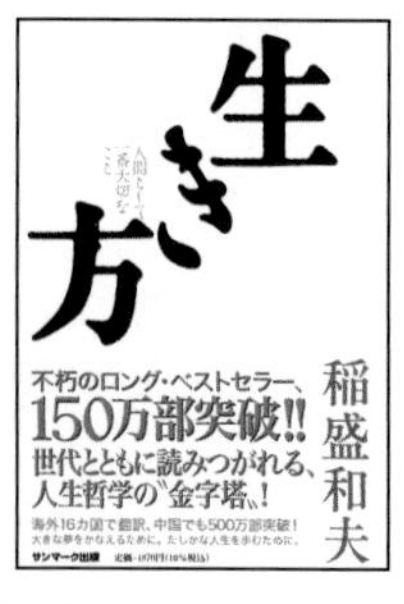

生き方

稲盛和夫 著

大きな夢をかなえ、たしかな人生を歩むために一番大切なのは、人間として正しい生き方をすること。二つの世界的大企業・京セラとKDDIを創業した当代随一の経営者がすべての人に贈る、渾身の人生哲学!

定価＝1870円（10%税込） 978-4-7631-9543-2

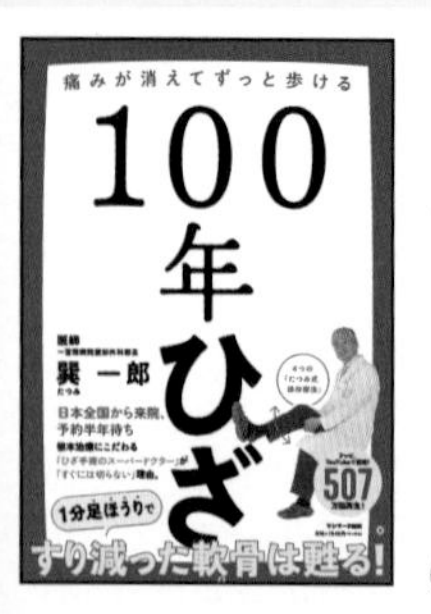

100年ひざ

巽 一郎 著

世界が注目するひざのスーパードクターが教えるひざが手術なしで元気になる3つの方法。
すり減った軟骨は「1分足ほうり」で甦る!
「100年足腰」で10万部突破!の著者のひざに特化した最新刊!

定価＝1540円（10%税込） 978-4-7631-4066-1

子ストアほかで購読できます。

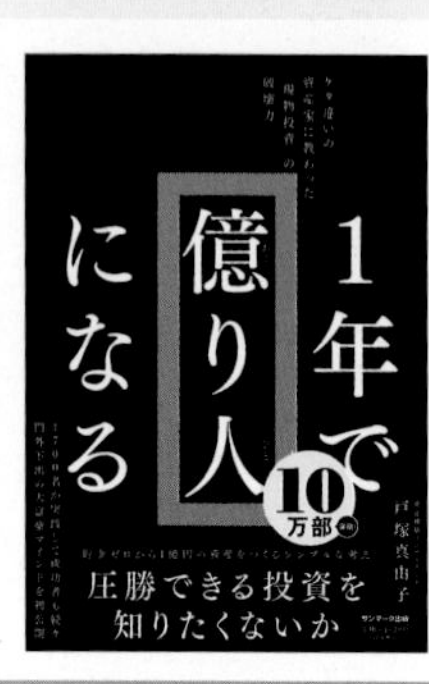

1年で億り人になる

戸塚真由子 著

今一番売れてる「資産作り」の本！
『億り人』とは、投資活動によって、1億円超えの資産を築いた人のこと。
お金の悩みは今年で完全卒業です。
大好評10万部突破！！

定価＝1650円（10%税込）978-4-7631-4006-7

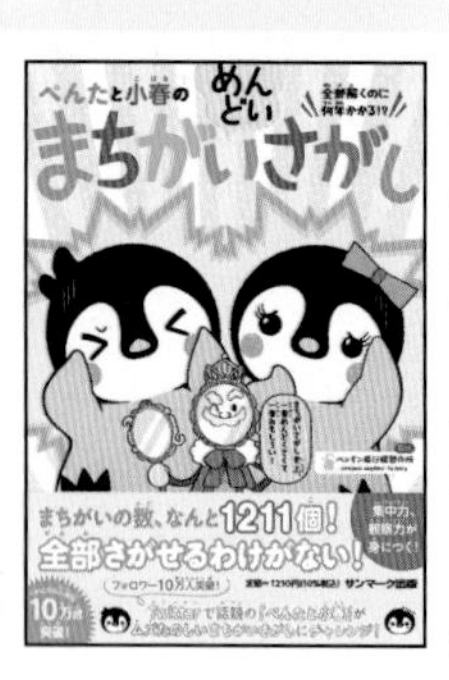

ぺんたと小春の めんどいまちがいさがし

ペンギン飛行機製作所 製作

やってもやっても終わらない！
最強のヒマつぶしBOOK。
集中力、観察力が身につく、ムズたのしいまちがいさがしにチャレンジ！

定価＝1210円（10%税込）978-4-7631-3859-0

ゆすってごらん りんごの木

ニコ・シュテルンバウム 著　中村智子 訳

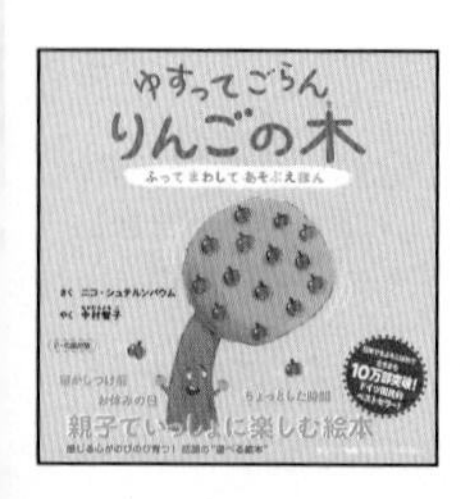

本をふって、まわして、こすって、息ふきかけて…。子どもといっしょに楽しめる「参加型絵本」の決定版！ドイツの超ロング&ベストセラー絵本、日本上陸！

定価＝1210円（10%税込）978-4-7631-3900-9

エゴを捨てた
徳の高い行動を見ると、
「Awe体験」状態になり
天才知性を超えるような
パフォーマンスも可能になる。

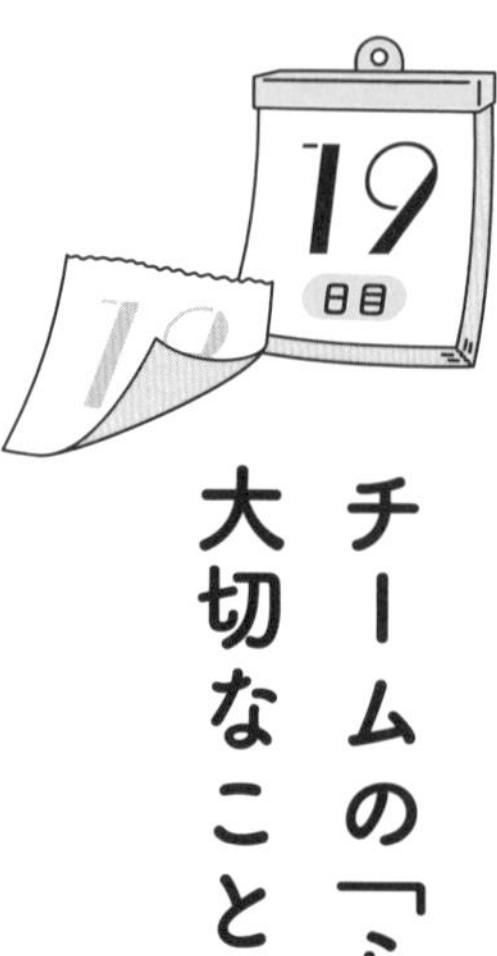

チームの「心理的安全性」のために大切なこと

近年、心理的安全性が非常に注目されています。

心理的安全性とは、第2章でもお話ししましたが、皆が本音で語り合えるというところが非常に強調されています。

しかしルールで、たとえば「皆が順番にひとり持ち時間3分で何でもいいから語ってください」……というふうにすると、本音は出てこないものです。

ルールや仕組みを導入することで心理的安全性が担保されるものではないというのがわかってきています。

大事なのは、そのチームのもっている雰囲気ですね。

何を言っても大丈夫なんだという、それが心理的安全性になります。

心理的安全性がパフォーマンスを高めるということを最初に提唱したアメリカ・ハーバード大学のエドモンドソン博士は、このようなことを述べています。

「行動などの見える化ができてるところに、心理的安全性の『何でも気軽に本音で語り合える』というものが加わるとパフォーマンスが非常に上がる」

しかし、見える化できていても、心理的安全性がないところでは、逆にパフォーマンスが落ちることがあります。

見える化というのはある意味ルール化になります。皆に仕事の分担をし、いつまでに目標を達成するように見える化をしてもらいます。

そのときにやってしまいがちなのが〝ダメ出し〟なのです。

「こういうふうにやると言ったのに、できていない」といった感じです。

そうすると心理的安全性がどんどん失われていって、ただの不安におののく、やらされ感の強い組織になっていってしまいます。

見える化したときに大事なのが、「勇気づけ」です。

「がんばっているところ」「一生懸命やっているところ」、場合によっては「そこにいてくれる、一緒に活動してくれてること」、それ自体がありがたいということを伝えることです。

このような勇気づけをどんどんしていくことで、お互いの心理的安全性がだんだん醸成されていきます。

これに、**事業の目的・意義を明確にする**ということを意識し、皆の心がそこに集中していくように気を配る。つまり、95ページでお伝えした「共同体思考」の脳の使い方をすること。

そうすれば、よいチーム作り、高いパフォーマンスが発揮できるチーム作りができることでしょう。

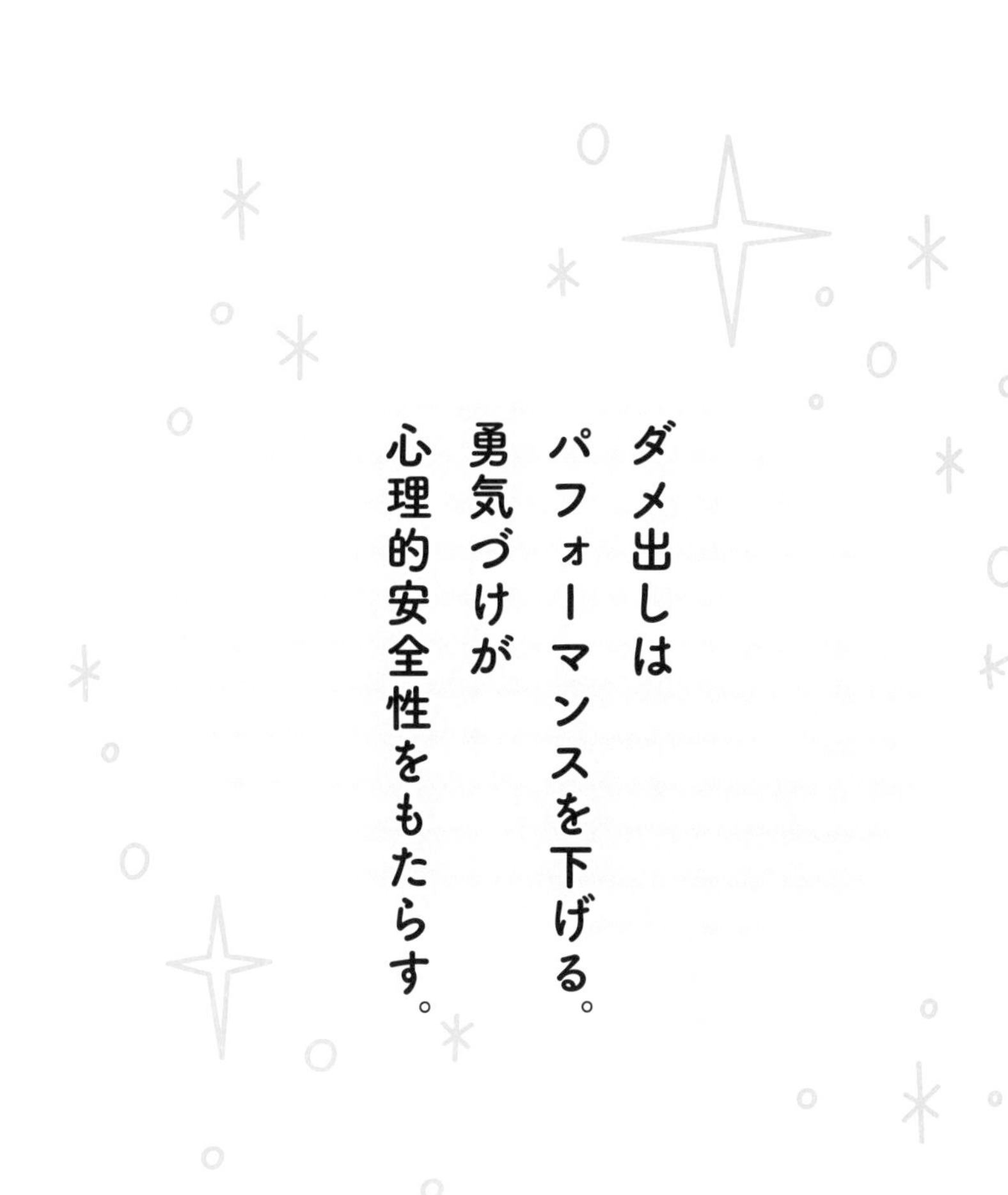

ダメ出しはパフォーマンスを下げる。勇気づけが心理的安全性をもたらす。

		1	2	3	4	5
6	7	8	9	10	11	12
13	14	15	16	17	18	19
20	21	22	23	24	25	26
27	28	29	30			

第4章

脳科学的に夢をかなえる

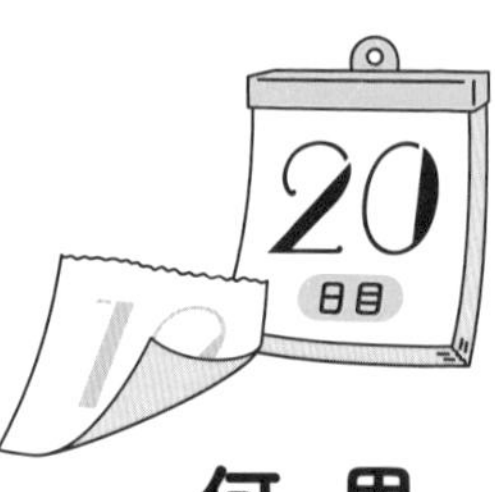

思いつづけると何かしらの形で現実化する

「心にずっと描きつづけていることは実現していくんだなぁ」

これは、最近僕が思っていることです。

僕の場合はわりとわかりやすくて、科学者になりたいと子どものころから思っていました。そして、実際に脳科学の研究者、大学の先生になりました。

妻の場合は、「学校の先生になりたい」と子どものころ思っていたそうです。

しかし、学校の先生には結局ならずに企業に就職して、当時最先端だったコンピュータ関係の仕事に就くことに。そこで、社員の指導や成長に関わることをずっとしてきました。

そして、独立して僕と一緒に企業の「脳トレ研修」や一般向けに「脳磨き」を世の中に広めるという仕事をしています。これらの仕事は人の成長に関わることです。

学校の先生というのは人の成長に関わるという仕事。**多少形は変わりますが、心に描きつづけていることは実際に実現するというのを感じています。**

皆さんの中にも、「こんなふうになりたい」と思ったことが形を変えて、じつは実現しているという経験をされている方も多いのではないでしょうか。

これからこの章でお話ししていきますが、**思い描いたことそのままではないかもしれませんが、「形を変えながら現実化する」ということです。**

そのため、普段から何をどう思い描くかが鍵になります。

特に無意識で起こってくるイメージは非常に大切なのです。

逆の言い方をすると、望んでいないことを思いつづけてしまうとそれが現実化する、つまり、そちらに向かって自然と行動をしてしまうということになります。

無意識のイメージは、繰り返し、繰り返し起こるので、だんだん、そちらに向かう行動が増幅されていくので怖いですね。

だからこそ、**前向きさ、感謝の気持ち、誰かの役に立とうというようなことを思い描ける脳の使い方をしていきたい**ものです。

僕も、こうやって皆さんと脳磨きができているからこそ、少しはましな方向に進めているのかなと思います。

本当に心より感謝しております。

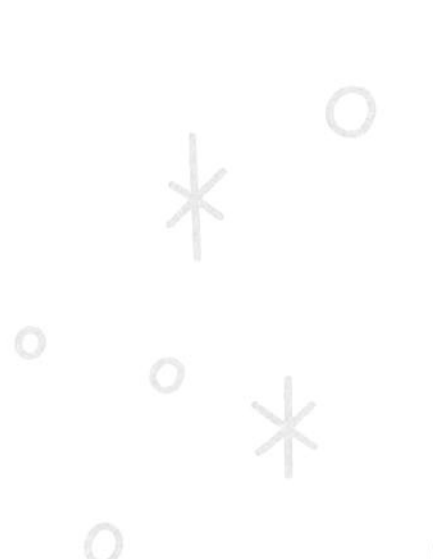
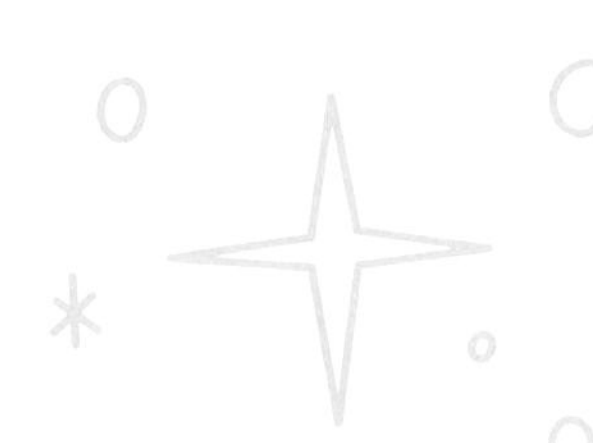

思いつづけたことは
形を変えながらも現実化する。
普段、何を
思い描いていますか？

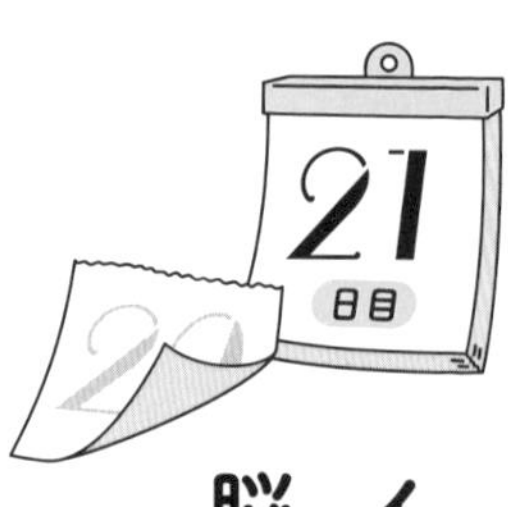

イメージトレーニングは脳科学的に意味がある

イメージトレーニングというのをご存じでしょう。

イメージトレーニングは、じつは脳科学的に非常に意味があるということがわかっています。

同じイメージを繰り返し脳の中で作ることで、脳というのは、自然にそこに向かって行動を起こしていくのです。

自分の脳の中に、いつもどういうイメージを作っているかが重要になります。

集中しているときは、あまりイメージは湧かないでしょう。

しかし、ふっと集中が途切れたときに出てくるイメージがあります。

たとえば、仕事に集中していたけど、ふっと集中が途切れたときに、

「今日お昼何食べよう」

「そうだ、奥さんに買い物してくれって言われてた。忘れると怒られちゃう」

「明日仕事の締め切りがあるんで、何とか今日中に片付けないと」

……といったことが思い浮かぶ、というのがあります。


そのときに出てくるのが、**無意識の脳内ネットワークに入っているイメージ。**

第1章でもお話ししたDMN（デフォルト・モード・ネットワーク）です。

脳は、そのイメージを絶えず作っていて、1日12時間以上そのネットワークが動いているということがわかっています。

そこで作っているイメージが出てくるのです。

わかりやすくいうと、DMNが自動的にイメージトレーニングをしてくれている状態です。

じつは、ここには**ネガティブなイメージが入っていることが、非常に多い**ことが、脳科学の研究でわかっています。

ネガティブなイメージが入っていることで、自然とネガティブな方向に向かった行動をしてしまいます。

あるいは、知らず知らずのうちに、ネガティブに意識を向けてしまうということが起こります。


ネガティブなイメージからポジティブなイメージに転換していくことが、人生を好転させる上で大切です。

しかし、**脳のネガティブバイアスという特性は、非常に強力。**

ちょっとやそっとでは、ネガティブからポジティブに意識を向けることはできません。自分では、ポジティブに意識を向けているつもりが、まったくそうなっていないことが多々あることを、僕自身が経験しています。

たとえば、食事の準備をしてくれた妻に対して、「準備してくれて、ありがとう」よりも先に、「今日の味噌汁(みそしる)は味が薄いな」と言ってしまうようなことです。

そんな強力なネガティブバイアスを、どうすればいいでしょう。

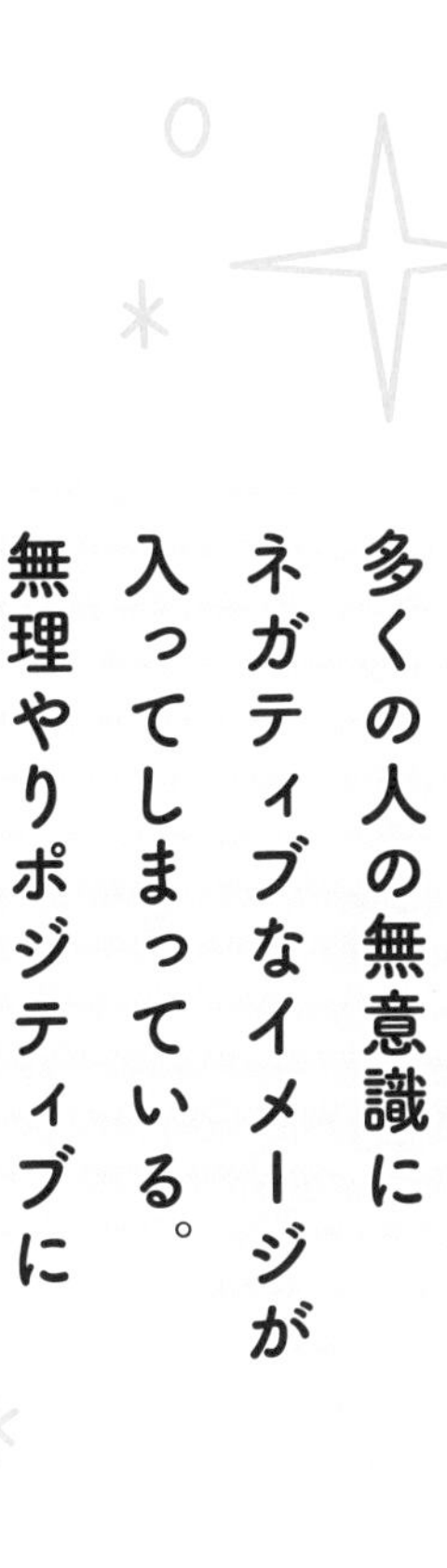

多くの人の無意識に
ネガティブなイメージが
入ってしまっている。
無理やりポジティブに
しようとせずに、
日々、脳を磨いていこう。

僕自身の卑近な例で恐縮ですが、**この本でお伝えしている脳を磨く習慣で、ネガティブバイアスがちょっとずつ軽減されてきたな**と感じています。

以前よりも、ポジティブな見方ができるようになったり、大変なときでも自然と前向きな気持ちになれたりということを実感しています。

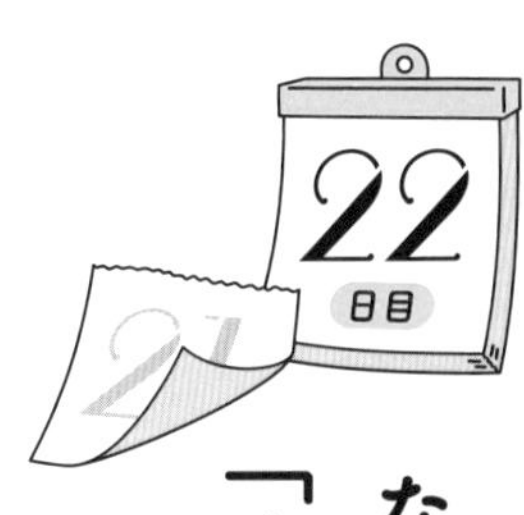

なりたい自分になるためには、「未来の日記」を書こう

自分の成長を加速するというときに、「セルフモニタリング」という脳の使い方をすると非常に効果的であるということがわかってきています。

このセルフモニタリングというのは、成長しやすい指標を見つけ、その指標を追い掛けるのが基本的なやり方です。

たとえば、ダイエットの場合は、日々体重計に乗ったり、ウエストを測ったり……という方法があります。

しかし、なかには数値化できないために、指標を見つけにくいものもあります。

そういうときにおすすめなのは、**「未来はこうなっている」**という先に**未来を決**

めてしまう方法です。

脳には「フィードフォワード」という能力が備わっていることがわかってきました。簡単にいうと、未来を予測する能力です。

フィードバックという言葉がありますね。

修正をあとからかけるということです。

それに対して、**近い未来を予測することで、あらかじめ修正をかけるというのがフィードフォワードです。**

それを、自分の行動に落とし込むということで、少し大げさな言い方になってしまいますが、未来の予言をすることになると気づきました。

たとえば**「こんなふうになっている自分が夕方いる」のように書いておくと、そこに沿って一日過ごせるのです。**

実践にあたって大事なポイントは、**自分のなりたい姿をイメージする**ということです。

それに沿って、「こんなふうになっている」というのを書いていくのです。

なりたい姿になっているのを想像しながらできるので、数値化できないものに関しては、非常に役に立つというのが、実際に僕がやってみたときの感想です。

ちなみに、「ToDoリスト」や「やるべきリスト」というのがあります。

フィードフォワードは、このようなリストを書き出すのとは違います。

「ToDoリスト」は、**脳のブレーキがかかって、うまくその状態になっていかないということが起こります。**また、できなかったものを「リスケジュール」するということをします。

しかし、自分のなりたい姿のイメージだと、リスケジュールは基本的にありません。そこにあるのは、自分のなりたい姿です。

イメージするときに大事なポイントは、自分だけがんばればできるというものではなく、**大いなる循環――物理的な環境、人間関係などいろいろ予測してみて、その中で自分のなりたい姿を描いていく**ということです。

たとえば、もし天気によって左右されるのであれば、今日の天気はこんなふうになりそうだからこういうことを自分はしている、もしくはこんなふうになっているというイメージも必要になってきます。

繰り返しになりますが、ただ「ToDoリスト」を作るということではないので気をつけてください。

ポイントは、95ページでもお話しした「共同体思考」という脳の使い方で、成長に目を向けていることです。参考にしてください。

「ToDoリスト」ではなく、
「未来の自分の姿」を決めれば、
脳にブレーキがかからず
成長できる。

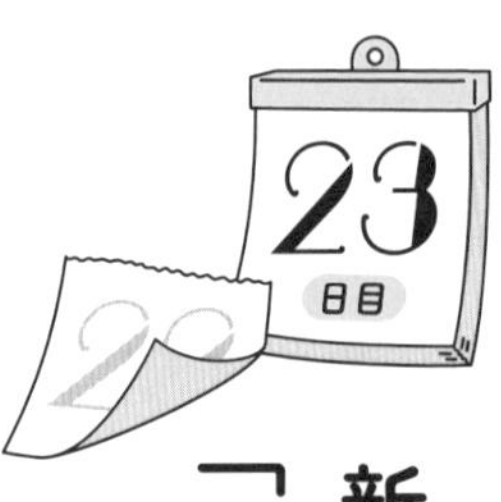

新しい習慣を身につけるときには「期間限定キャンペーン」が効果的

「新しい習慣が、なかなか身につかない」
「新しく目標設定したけど、なかなか達成できない」

これは、多くの方が悩むところでしょう。

僕自身もその例にもれず、いろいろな分野で目標を立てるのですが、なかなか全部を達成することができないでいます。

この習慣化について、脳科学的に効果的な方法があります。

たとえば、1週間でも、あるいは1か月でもいいのですが、〝期間〟にフォーカスします。

このフォーカスした期間に、目標達成のためにできることを集中してやるというのが非常に効果的であるということがわかっています。

店舗やメーカーなどが、
「今週は惣菜パンのキャンペーン中！」
「今月はタブレットのご契約キャンペーンやっています」
というように、「決まった期間に特定の商品をたくさん売る」というキャンペーンを実施していることがありますね。

同じように、**まず身につけたい新しい習慣をひとつだけ選びます。**

そして、「この週（月）だけは、この習慣を身につけるために、もしくはこの目標を達成するために一生懸命やります」といった**「期間限定キャンペーン」を自分で設定します。**

たとえば、〝自炊〟の習慣を身につけたければ、「自炊キャンペーン月間」、英語の資格試験合格の目標には「英語の問題集を毎日やる月間」といった具合です。

そして、この期間は、他の目標は後回しにします。

選んだその目標が達成できた、もしくは習慣が身についた状態になってから他の新しい習慣や、他の目標達成にエネルギーを使うようにします。

ひとつずつ新しい習慣や目標達成ができていくので、**自己肯定感にも非常にいい影響があります。**

そして、それが習慣化されると、そんなにエネルギーを使わなくても、他の習慣を身につけるためにエネルギーをより多く使えるようになります。

新しい習慣を身につけるときは、ぜひ活用してください。

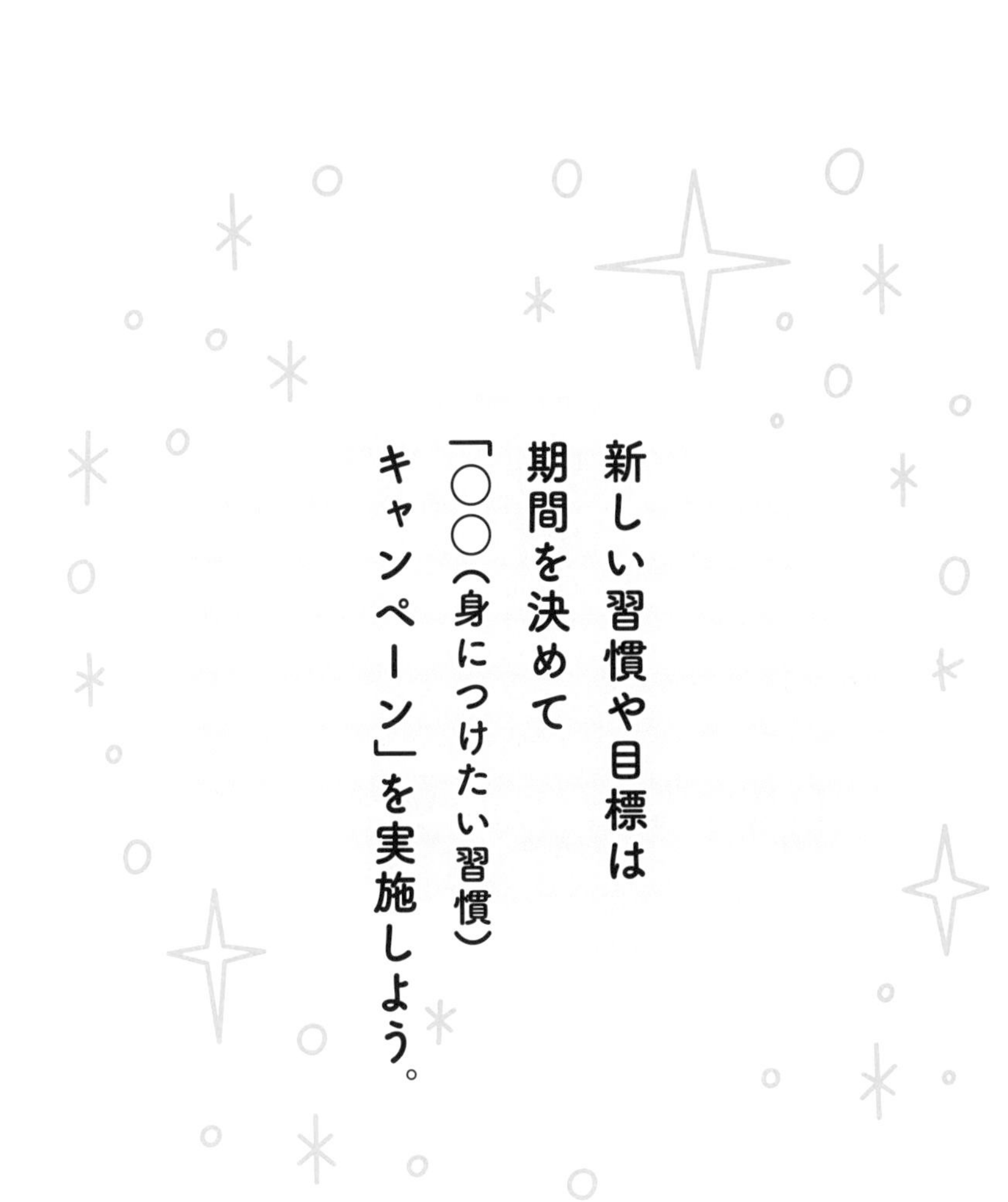

新しい習慣や目標は
期間を決めて
「〇〇（身につけたい習慣）
キャンペーン」を実施しよう。

苦しまないと夢はかなわない？

「人は苦しまないと成長したり、夢をかなえたりできないのか？」

このことについて脳科学の視点から、掘り下げていきましょう。

脳科学の視点からいうと、脳というのは脳の成長サイクルをぐるぐる回して成長、進化していきます。

脳の成長サイクルというのは、ひとつの分野について、

アクションを取る→振り返る→改善する→次のアクションを取る→また振り返る→またアクションを取る→また振り返る……

ということで、**繰り返せば繰り返すほど、脳が成長、進化していきます。**

たとえば、「世界的な競技会で金メダルを取る」という夢をかなえるようなスポーツ選手は、その競技において誰よりも成長サイクルをぐるぐると回して練習をしてきた人です。

その成長サイクルを数多く回すことが、脳の進化、成長に必要ということです。

これを回すのに苦しまないといけないのでしょうか。

じつは、**成長サイクルというのはポジティブなエネルギーによって回せる**ということがわかってきています。

一方で、苦しみながら、成長サイクルを回すというやり方もあります。

苦しみ、ストレスを感じて、それでもがんばらねばという状態で成長サイクルを回しているときは、だいたいがFF状態に入っているはずです。

FF状態というのは、お話ししてきたように「Fight or Flight」「闘うか逃げるか」という状態です。

この状態に入ると、脳が「闘うことだけ」もしくは「逃げることだけ」にエネルギーを集中する状態になり、それ以外の脳回路を全部シャットダウンします。そのため、**視野が非常に狭くなります。**

とにかく自分の身を守るために全エネルギーを投入し、その力を使うことで、成長サイクルを回します。

ＦＦ状態は一時的にはすごく力を発揮しますが、ずっとＦＦ状態に入っているとストレスホルモンが体の中でだんだん増えてきて、それが慢性化すると脳を破壊するというのは、第３章でもお話ししたとおりです。

すると、がんばろうという気持ちが、だんだん萎えてきます。

場合によっては、燃え尽き症候群のようになってしまうこともあります。

では、ポジティブな状態で成長サイクルを回す方法とはどんなものでしょうか。

それがフロー状態です。

この状態は、**非常に楽しさを感じ、もっと極めたいという気持ちになり、成長サイクルが自然にぐるぐる回ります。**

もちろん、ある程度するとそれなりに集中が途切れてくることも起こります。

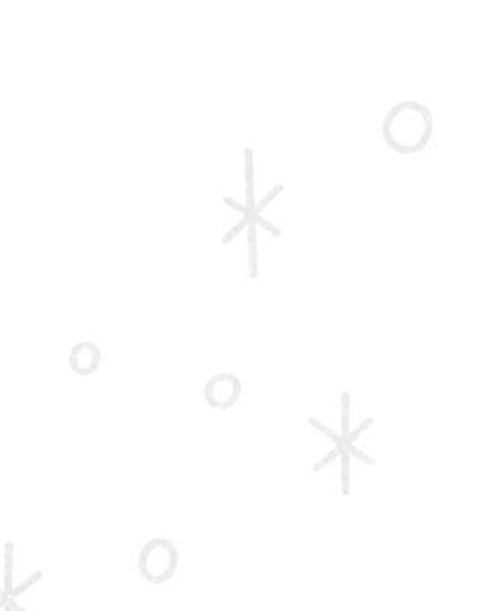
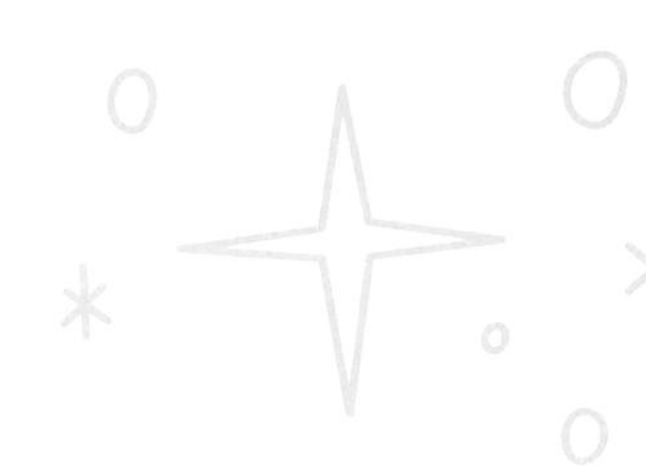

無意識領域を整えて
楽しく成長サイクルを回して
夢をかなえよう。

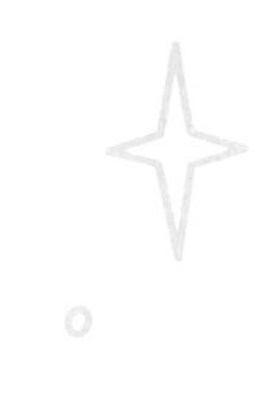
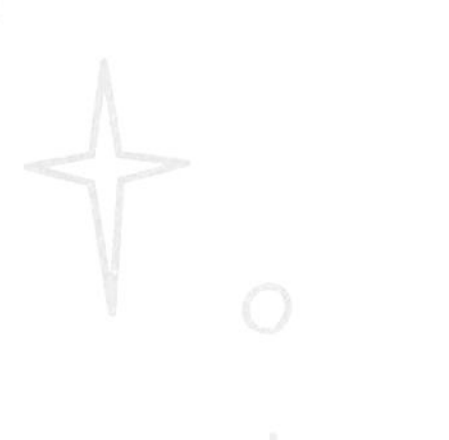

しかし、ベースが非常に高いポジティブな状態にあるので、あまりネガティブにならなくてすみます。

ずっとポジティブな状態を保って、その中で成長サイクルをどんどん回していけるようになります。

フロー状態に入れるように脳を整えていると、必ずしも苦しまなくても成長サイクルを回して脳を進化、成長させることができるようになります。

難しいのは、**フロー状態のスイッチというのが、脳の無意識状態をつかさどるところにあることです。**

意識して自分で、「よし、これからフロー状態に入るぞ」と、フロー状態に入ることはできません。

普段から、無意識領域を整えることが非常に大切になってきます。

そのために日々、歯を磨くように脳を少しずつ磨いていくと、フロー状態に入りやすいように無意識領域が整えられてくるでしょう。

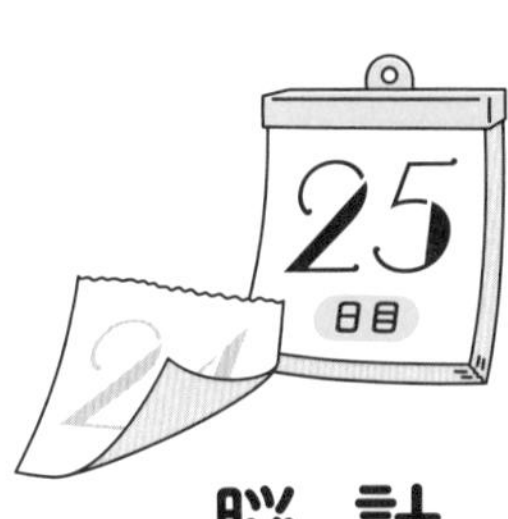

計画倒れになってしまう脳の偏りとは？

「計画を立てても予定どおりにいかない」

「いつも土壇場で慌てる」

このように「うまくいくと思ったけどダメだった」「自分はいつも計画どおりにできない」と思ってしまうことはありませんか？

これを「計画錯誤」といい、脳の偏りであることがわかっています。

「認知バイアス」のひとつで、過去の失敗やうまくいかなかった体験などを生かさず、楽観的に計画を立ててしまうことです。

このとき、自分がダメだと思って落ち込んでしまったり、意気消沈してしまったりすると、ますます計画的に進められなくなります。

まずは、**「計画錯誤」という偏った脳の使い方を、皆しているということを認めるのが大事な一歩です。**

そしてここがポイント!

自分の計画錯誤の傾向を探ってみましょう。

たとえば、「予測不可能のことをあてにしている」「経費のことを後回しにしがち」、あるいは「そもそも計画自体を立てていない」といった具合です。

いままで計画を立てていなかったという人は、計画を立てること自体ハードルが高く感じるでしょう。

その場合は、まずは、自分がどこから始めるとやりやすいのかを意識してみることです。

そのときに自分の傾向を意識して、計画錯誤の修正を少しずつ加えていくことで、認知バイアスを補正していくことができます。

ここでお役に立てる言葉を引用します。

稲盛和夫さんの著書『京セラフィロソフィ』で、**「楽観的に構想し、悲観的に計画し、楽観的に実行する」**と書かれています。

これは、計画錯誤に陥らない脳の使い方、その秘訣を教えてくれています。

また人によって、短期計画を立てやすい人、長期計画が得意な人など、脳の特性で随分違いがあります。

たとえば、僕の場合、長期的なもの――数か月先、数年先のようなときは、計画錯誤しがちです。そういうところは逆に、妻がすごく緻密に計画を立ててくれます。

あるとき、妻が「脳の使い方が簡単にわかると、みんなで楽しく脳磨きができるねぇ」と言い出しました。

そうして、181ページでもご紹介している脳の使い方診断ができたのですが、このプロジェクトでは、「どの時点で、何が完了しているといいのか」を、妻が具体的に見える化してくれました。

逆に妻は、わりと直前になってバタバタ慌てる傾向がある人です。

たとえば、妻は出掛ける時間が近づいているのに、関係のない仕事を始めたりします。

僕はだいたい5分くらい前には出掛けられる状態になっています。

短期的には、僕の脳の特性が役立つので、妻の分も含めて、忘れ物がないかチェックしたり、妻に声掛けしたりといったサポートをします。

先にお話ししたように長期的なことについては、妻が僕を助けてくれます。

このように、**チームを組んでお互いにそれぞれのいいところを出し合って、相手の役に立つことをする。**

このことを意識すると、認知バイアスの補正というのがよりうまくできるようになるでしょう。

人は、楽観的に
計画を立ててしまう
「計画錯誤」の脳の使い方を
してしまうことを
知っておこう。

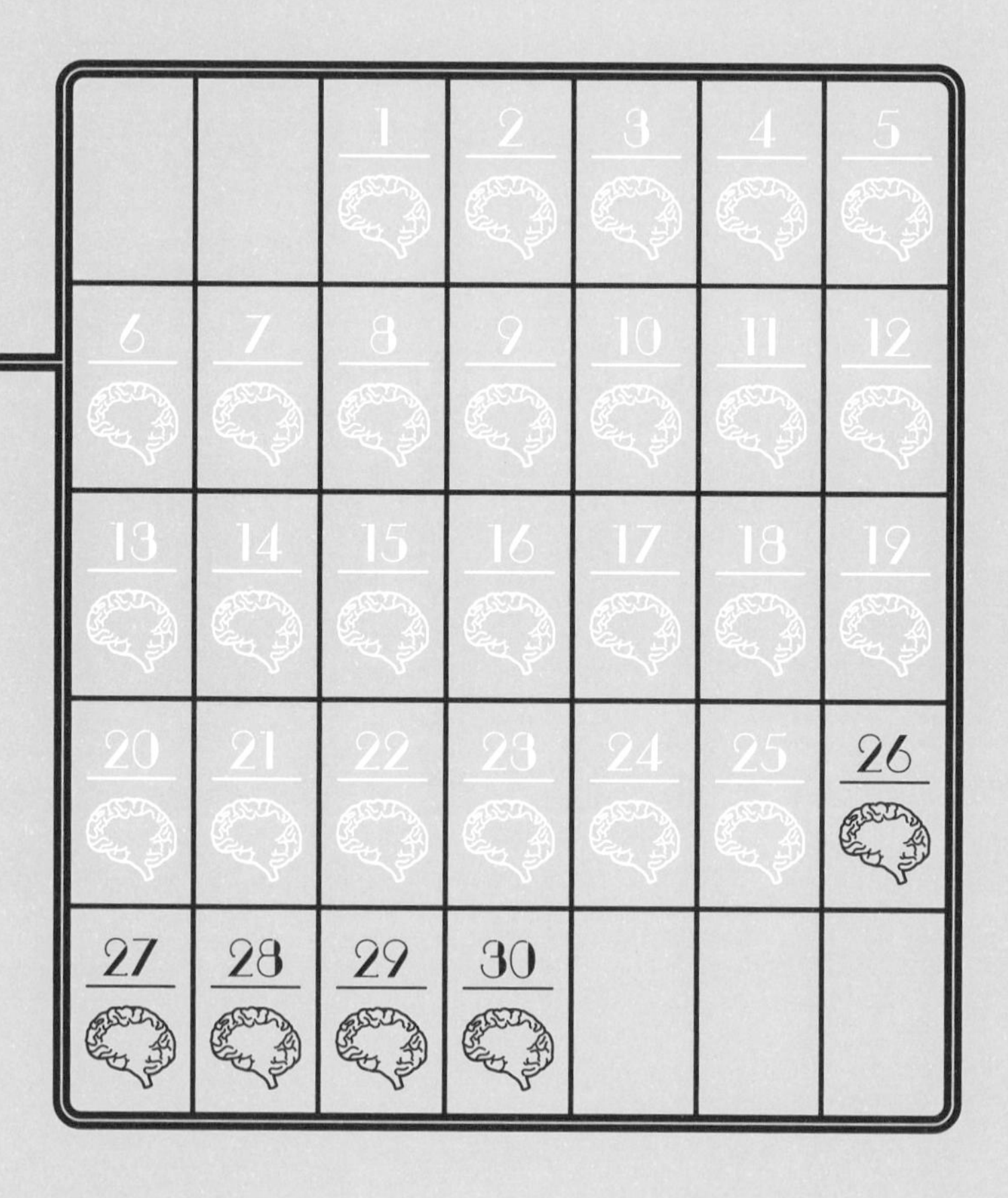
1 2 3 4 5
6 7 8 9 10 11 12
13 14 15 16 17 18 19
20 21 22 23 24 25 26
27 28 29 30

第5章

未来を切り開く脳の習慣

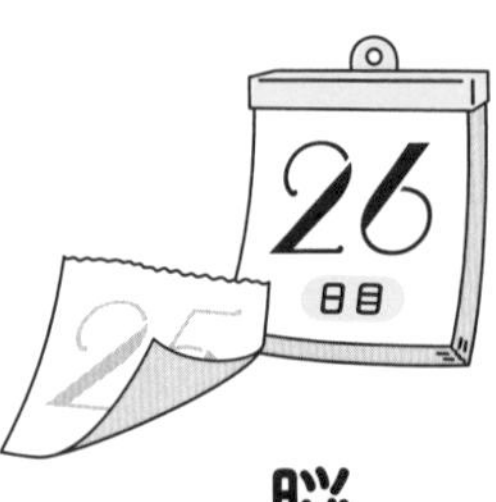

脳機能が高まる人生の目的

人生の目的や夢は、人によっていろいろあるでしょう。

「この分野の第一人者になりたい」

「資格試験で1級を取りたい」

……といった自分自身のこと。

「この分野の社会問題を解決したい」

「この開発をすることでたくさんの人に喜んでもらいたい」

……といった、世の中の役に立ちたいといったものまでありますね。

アメリカ・ラッシュ大学の研究で、**社会的に意義ある人生の目的をもっている**

人は、うつになりにくく、脳機能が健全に維持されることがわかりました。

それは、人生の目的などないと思っている人に比べて2倍もの差が出るのです。

しかも、脳細胞が破壊されにくいことや脳の病気だけではなくて、他の病気を併発しにくくなるなど、**身体機能がよりよく保たれる傾向**が見つかってきました。


個人的な夢はとても大切です。

その夢の向こうで、大きな目的を脳は無意識のうちにもっているのです。

その大きな目的に気づけたとき、脳機能を高める効果や脳を健康に維持する効果が現れるのです。

ただ、一足飛びに大きな目的を腑に落とすのは、難しいこともありますよね。

どうしたら、脳機能を高めたり、脳を健康にしたりする人生の目的に気づけるのでしょうか?


中国・上海師範大学の研究が、**Ａｗｅ体験を頻繁にしている人、もしくは、強烈なＡｗｅ体験をした人は人生の目的が腑に落ちる**と教えてくれています。

これまでもご紹介しましたが、Ａｗｅ体験とは、大自然や大宇宙の広大さ悠久さ、素晴らしさに接して「人間は、なんてちっぽけなんだろう」と感じ、深い感謝の念が湧き起こる心震える感動体験です。

僕自身も、もともとはただ自分の興味を追求するだけの人生を、生きてきました。

幼いころ、父親から受けた家庭内暴力によってできた心の傷が癒えていなかったということもあります。

20歳を過ぎた大人になって以降も、その傷は癒えていませんでした。

心理的なトラウマを抱えていると、苦しさが先にあって、人生の目的を見出すどころではないのです。

そんな人生を送ってくる中で、ありがたいことにいくつかのＡｗｅ体験をさせていただくことができました。

僕は、自分の生い立ちから人間不信なところがありました。

それを、**妻が人を信じること、信じられることの素晴らしさを、身をもって僕**

に教えてくれたのです（くわしくは拙著『科学的に幸せになれる脳磨き』をご覧ください）。まさに、心が震える体験でした。

いま振り返ると、Ａｗｅ体験だったと思っています。

また、稲盛和夫さんの経営哲学との出合いがあります。

当時住んでいたアメリカ・シカゴの書店で、稲盛さんのご著書『生き方』を手にしました。**20ページほど読んだところで、涙があふれてきて止まらなくなりました。**

経営者として大成している人が、とても純粋な心をもち、純粋な生き方をしていることが、その本に書かれていたからです。

そのときもまさに心震えるＡｗｅ体験でした。

さらに、ある研究論文を見つけたときにも、心震える体験をしました。

それは、普通の知性の人たちのチームが心をひとつにすることで、天才知性を超えてしまう「集合知性」の研究論文です。

科学的な論文を読んで心が震えるといっても、わかりにくいかもしれませんが、**「お互いに深い信頼関係で結ばれていると、脳がとても活性化する」ということを知ったとき、心がとても震えたのです。**

こうした、いくつものＡｗｅ体験が短い間に起こり、僕の心の傷を癒してくれたのだと思います。

そんな経験を経て、「歯を磨く習慣のように、脳を磨く習慣の大切さを世の中に広めて多くに人の幸せな人生の役に立ちたい」という思いが芽生えてきました。

人生の目的なんて、簡単には見つかりません。当時の僕がそうでしたから。

それでも、**Ａｗｅ体験をすることで、人生の目的が腑に落ちるという科学的に検証されていることを、僕自身が体験できました。**

人生の貴重な時間を使ってこの本を読んでくださっている皆さんの人生のヒントにしていただきたいとの思いで、恥ずかしながらシェアさせていただきました。

Awe体験は、
心の傷を癒してくれる。
そして、社会的に意義ある
人生の目的が腑に落ちると、
人生が色鮮やかに
見えてくる。

大きな課題を解決するＡｗｅ体験

カナダ・トロント大学の研究から、**Ａｗｅ体験をすると、自分は生かされているという感覚を引き起こし、謙虚な気持ちを増大させる**ことがわかってきました。

また、謙虚になると他者と横の関係を築けるようになり、「周囲の人が協力してくれたおかげで人生がよくなった」など、他者や自然の力に深い感謝の気持ちが起きることもわかったのです。

さらに、〝不思議なこと〟が起こると、科学的研究で明かされてきています。

Ａｗｅ体験をすると、時間や空間を越えて、**遠くの未来でも現在のように感じられる**、あるいは、**自分が生まれるはるか昔の過去でもいまのように感じられる**といいます。

「自分がすでに生きていないような未来を感じた人」として、同志社大学の前身である同志社英学校を創設した新島襄さんの例が思い浮かびます。

明治時代、新島さんは大学を創設するため、いろいろな人にお願いして資金を募っていました。

そんな中、寄付を検討していたある人が、「あなたの言っている日本の理想というのは、いつごろできるんですか」と聞いたそうです。

すると、新島さんは、**「200年くらい先のイメージだと思っています。そのためにも大学を作り、理想の日本を作るような人たちを育てたいのです」**ということを言ったそうです。

そのときに、寄付を検討していた人は、「あなたがもし10年、20年などと言ったら、私は寄付するつもりはありませんでした。そこまで先を見据えて大学を作ろうとされている。それならぜひ寄付させていただきます」ということで寄付をしてくれたそうです。

それだけ長い未来を見据えた新島さんの志も素晴らしいですし、２００年先のために寄付をされた人も素晴らしいですね。

新島さんの「２００年後の日本」とは、壮大な夢です。

そこまで自分事のように捉えられるのは、Ａｗｅ体験をしたのではないか、と思います。

そんな人が、これからひとりでも増えてくると、環境問題などいま人類が直面している大きな課題を早く解決できる可能性が高まるのではないでしょうか。

僕はまだまだその域には達していません。

遠い未来でも自分事のように捉えて、少しでもその時代の人たちがよりよく生きられることに貢献できたらと改めて思います。

Awe体験で、
時間や空間を越えて、
はるか未来を感じることが
大きな志をもつことに
つながる。

ゆるすことは難しい。でも、自分を強くしてくれる

マハトマ・ガンディーは、インドの独立運動を指揮し、「インド独立の父」として知られる人です。

ガンディーの名言にこういうのがあります。

「弱いものほど相手をゆるすことができない、ゆるすということは強さの証(あかし)」

その言葉を僕自身に当てはめて、考えてみました。

以前は父のことが本当に嫌いでした。家庭内暴力をふるい、出刃包丁で家族を脅すような人だったので、その影響で僕自身、対人恐怖で人とうまく関われない状態になりました。

しかし、40代半ばを過ぎてから、「父と母が幸せになれますように」と神社仏閣で祈れるようになったのです。本当に心の底から……。

そうすると、父に対するわだかまりのようなものがなくなりました。

それが強さの証なのかどうか、僕にはわかりません。

ただ、ガンディーが言うように、自分の心が少しは強くなろうとしているのかもしれないと思い、お話しさせていただきました。

これは脳科学的にわかってきていることですがＡｗｅ体験を数多くする、もしくは強烈なＡｗｅ体験をすることで、**自分が執着している何かを手放せるのです。その感覚が起こると、他者の苦しみも、そして、喜びも共に感じられる脳に進化するのだと実感しています。**

年を重ねると共に、たくさんのＡｗｅ体験も重ねることができたら、人生も好転していく。それを脳科学がさし示しています。

そのひとつが、ゆるせる脳の状態を作ることなのかもしれません。

それが、〝強さの証〟にもつながるのでしたら、最高ですね。

ゆるすことは難しいけれど、
Ａｗｅ体験は
脳を活性化するだけではなく、
自分を強くする。

利他の心がもつ不思議なエネルギー

皆さんもご経験があると思いますが、自分が苦しい状態にあると、人に対する思いやりというのがなかなか発揮しにくい状態になります。

もちろん、僕も皆さんと同じです。

自分が苦しいときには、他の人までなかなか気が回らないものです。

しかし、**他の人への思いやりの心や「利他」の行動には不思議な効果があることがわかっています。**

中国・北京大学の研究です。

自主的に献血をして人の役に立とうという人たちのグループと、同じ時間を使って自分の好きなことをしている人たちの2つのグループに分けます。

両方のグループの人たちに、さまざまな負荷をかけていきます。

同じ負荷をかけているのですが、**誰かの役に立とうという気持ちで献血をしたグループは、自分の好きなことをした人たちに比べて1・6倍の負荷に耐えられることがわかりました。**


これはどういうことでしょうか。

成長サイクルというのを回しながら、人の脳は進化、成長しています。

成長サイクルを回せば回すほど、自分の能力が高まっていくということは、135ページでもお話ししました。

利他を意識していなかった人に対して、自主的に利他の気持ちで献血をした人が1・6倍の負荷に耐えられるということは、それだけたくさん脳の成長サイクルを回すエネルギーをもっているということになります。

つまり、**利他の実践を普段からしていると、自分を成長させるエネルギーが強くなるという、不思議なことが起こるのです。**

ちなみに、利他の実践は、義務としてすると効果がないということもわかっています。

同じ北京大学の研究で、困っている子どもたちのために自発的にボランティアをした人たちと、義務として「あなたたちはこれをしなければいけません」というように割り当てられた人たちが、どこまで負荷に耐えられるかというのを同じように調べました。

すると、**自発的にボランティアをしよう、困っている子どもたちを助けようという気持ちの人たちのグループのほうが、より大きな負荷に耐えられたのです。**

つまり、たくさん脳の成長サイクルを回したほうが自分を進化、成長させることができるということがわかってきました。

「思いやりというのは大事だよ」というのは、昔からいわれていることですが、じつは自分の脳を進化、成長させる原動力になっていることが脳科学の研究で明らかになってきたのです。

思いやりの心は
人のためだけでなく
自分の脳を進化、
成長させる原動力になる。

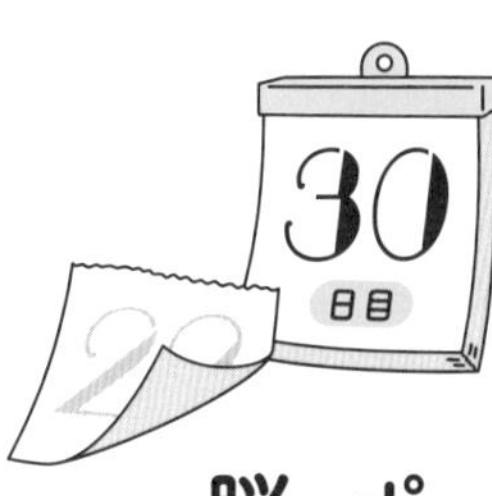

ポジティブな言葉が脳を進化させる科学的理由

人間の脳には、「ネガティブバイアス」という特性があり、ネガティブなことのほうがポジティブなことよりも意識がいきやすい特性をもっています。

このネガティブバイアスがあるがために、言葉自体も、ポジティブよりもネガティブな形容詞のほうが圧倒的に多いということがわかっています。

ニュースを見ていても、ネガティブなニュースが圧倒的に多いように思っていませんか。

これも特に、世の中でネガティブなことばかり起こっているというわけではないのです。

多くの人にニュースを見てほしいということで、ネガティブなニュースのほうがどうしても注目を集めやすい……そのため、ネガティブなニュースが報道されやすくなるということはあるでしょう。

これも、ネガティブバイアスがあるからです。

このように、**どうしてもネガティブなほうに意識を向けてしまうというのが、人間の脳のもっている特性です。**

人間が高い文明を築く前は、生き延びるという意味では非常に役に立ってきたわけです。

たとえば洞窟に住んでいる時代、猛獣に出くわす前に、できるだけ早くにそれを察知できると身を守れます。そのために、いち早く猛獣の足跡や糞(ふん)などに気づくといったことです。

このように、生き延びるためには、たしかにネガティブバイアスという脳の特性が役に立ってきました。

しかし、だんだん人類が進化してきて、脳のことが解明されてくる中で、ネガティブバイアスよりも、もっとうまく脳を活用できる方法があることがわかってきました。

それは、ネガティブバイアスを軽減する脳の使い方です。

ネガティブなほうにばかり偏らず、**ポジティブなものも、ネガティブなものも両方見られる脳の使い方のほうがもっと力を発揮できる**のです。

ただ、〝もっと万遍なく〟と意識したとしても、もともと、脳がネガティブに偏っているので、たくさんのポジティブを見落としてしまうのです。

そのため、**かなり意識してポジティブを見にいく努力が必要です。そうしないと、大きな偏りというのはなかなか補正できないのです。**

ネガティブバイアスがあると、誰かを指導する、あるいは子どもをしつけるというときに、〝脅し〟のようなことを言うことが多くなります。

たとえば、早く寝ない子どもに、

「早く寝ないとおばけがくるよ」

といったことを、皆さんも聞いてきたでしょうし、ひょっとするとお子さんに言ってしまったこともあるかもしれません。

これが脅し、つまり、ネガティブな言い方です。

それよりは、野球が好きな子どもだったら、

「早く寝ると体が大きく成長して、大谷選手みたいに素晴らしい選手になれるよ。だから、早く寝ようね」

というのが、ポジティブな言い方です。

「おばけがくるよ」とか、「鬼がくるから早く寝なさい」のように言われると、どっちかというと気持ちが沈んでしまいますよね。

人を指導する場合も、子どもをしつける場合も、あるいは、人と普通に関わる場合も、**ポジティブに意識を向ける努力をしていると、気持ちが明るくなって、前に進もう、もっと成長、進化しようというエネルギーが強くなります。**

このようなお話しをすると、「よくないこと、できていないことを直す、克服するというのはしなくていいんですか」といった質問を受けます。

「できていないこと」というのは、その人にとって苦手なことのはずですよね。

それを克服していくというのは、かなり大きなエネルギーが必要です。

その大きなエネルギーを作っていくのが、ポジティブなイメージなのです。

「苦手なことを克服しなさい」

「これはよくないから直しなさい」

このようにネガティブなことを言っても、エネルギーが落ちるだけ。それを乗り越える力にはならないのです。


人がもっと成長、進化していくために心のエネルギーを高める。つまり、それぞれの人が自分に自信をもつ、自己肯定感を健全にしていく――。

そういう意味でも、ネガティブなほうに意識を向けるのではなく、**もっとポジティブに皆で目を向けて、お互いに成長、進化を促していきたいですね。**

何かを乗り越えるには
大きなエネルギーが必要。
ポジティブな言葉を使って
成長、進化を促していこう。

Column

なぜ僕は感謝できなかったのか？

昔、僕は感謝ができない人でした。「感謝できるようなことなんかあるか」と思っていました。

感謝には、「恩恵的感謝」と「普遍的感謝」というものがあります。恩恵的感謝とは、自分によいことがあったと解釈できるときの感謝です。普遍的感謝とは感謝の気持ちをいつも抱いている心のあり方です。「生きていることに感謝」「家族や仲間がいることに感謝」など、あらゆるものに感謝の気持ちを抱いている状態です。

どうして昔の僕は感謝できなかったのかと考えると、ひとつは、恩恵的感謝としての、自分がありがたいと思うものがないと感謝できないと思っていたのもあります。そしてこの感謝には、「感謝してやっているんだ」といった上から目線や、下手に出る「お礼に何でもやります。何でもお申し付けください」のように、へたに感謝すると理不尽なことをやらされてしまうのではないかといった印象をもっていました。そのため、なかなか感謝できない状態でした。

これは、個分離思考という、上下の関係を作って対立を生んでいくという脳の使い方です。いま分析すると、だから感謝ができなかったのだろうなと思います。しかし、相手とは上下の関係ではなく、横の関係である共同体思考の脳の使い方が身についてきました。すると、普遍的感謝が、理屈だけではなくて体感覚で少しは腑(ふ)に落ちてきた感じがします。

上下の関係ではなく、**横の関係で「本当にありがたい」という気持ちを覚えて、それを伝えるという感謝**をこれからも実践していきたいと思っています。

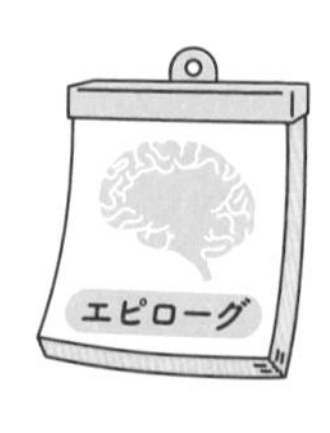

ＡＩ時代に人間が絶対に失ってはいけないこと

人生が行き詰まって始めた〝荒技〟が脳を磨くきっかけに

最後まで、お読みいただきまして、ありがとうございました。

皆さんの人生の貴重な時間を使っていただきましたことに、心より感謝申し上げます。

さて、この本でお話ししてきた脳を磨く習慣である脳磨きは、**脳全体がバランスよく使えるようにというトレーニングです。**

特定の知識を身につけたり、ノウハウを学んだりするわけではありません。

まさにその逆をしていたのが、昔の自分です。

新しい知識やノウハウを身につけることこそが、人生をよくするために必要なことだと、以前は信じていました。

そのために、脳科学の新しい論文を読んだり、新しい研究の仕方を身につけたりすることを「苦しくてもがんばる」というやり方でしていました。

その結果、どんどん苦しくなるだけでした。

もともと、人間不信が心の根底にあったために、そんな生き方、脳の使い方になってしまったのかと思います。

そしてあるとき、人生が行き詰まってしまったように感じたのです。

148ページにも書きましたが、父が家庭内暴力をふるい、出刃包丁を振り回して家族を脅す人でした。

そのため、僕は対人恐怖で無口・口下手となりました。

特に、女性を目の前にすると、頭が真っ白になってしまうことが起こり、44歳まで恋愛経験がないという人でした。

無口・口下手を克服するために、アメリカ・シカゴの街頭で、道ゆく人3000人に声を掛けるという〝荒技〟をすることになります。

その後、いろいろ紆余曲折がありましたので、くわしくは、拙著『科学的に幸せになれる脳磨き』をご覧ください。

その克服法をする中で、見出したのは「声を掛けた相手の人に喜んでいただくためには、何ができるか？」の一点にのみ意識を集中することでした。

これがのちに「脳磨き」として発展していくことになります。

脳磨きの6つのポイント

「脳磨き」のポイントは、とても単純です。

次の6つを無意識のうちにできるようにすることです。

1　感謝の気持ちをもつ

2　気持ちを前向きにする

3　気の合う仲間と交流する

4　利他の実践をする
5　マインドフルネスを習慣にする
6　Ａｗｅ体験をする

こちらも、くわしくは『科学的に幸せになれる脳磨き』をご参照ください。

「Ａｗｅ体験をする」以外は、誰でも、意識したらできそうなことです。

それを、無意識にできるように、どんどん脳の使い方を「横展開」していく。

そのために、僕たちは、脳磨きのコミュニティを立ち上げ、脳磨き朝活をしています。

そうして、お互いの信頼を深めることを普段から意識しています。

毎朝、ＳＮＳでつながって、お互いの脳磨きの実践体験をシェアしてくれるので、同じようなことをしてみようと、ふと思うことがあります。

日常の些細な積み重ねが人生を変える

ここで、僕自身が実際に体験したお話をさせてください。

ある日、いつも利用しているバス路線の始発のバスの中でのことです。

早めにバスに乗り込んで出発するのを待っていると、別のお客さんが乗り込んできました。

そして、一日乗車券が欲しいと言います。そのお客さんの電子マネーは残金がなかったらしいのです。

そこで、バスの運転手さんが、どうしたら、残金の追加と電子マネーの一日乗車券が発行できるか丁寧に説明をしていると……。

突然、そのお客さんが、怒鳴り出したのです。

「グズグズしてんじゃねぇ。さっさと一日乗車券を発行しろ。そんなことをしているから、いつまで経(た)ってもうだつが上がらないんだ。バス会社に連絡するぞ」

それでも、バスの運転手さんは、丁寧に対応されています。

そのお客さんは、ブツクサ文句を言いながら、席についたのでした。

僕は、その様子を一部始終見ていました。

バスが出発して、しばらくすると、クレームを言ったお客さんが降りました。

それから、僕が降りるバス停につきました。

席を立って、降りる間際に、運転手さんにこう言いました。


「先ほどのやりとりを一部始終見ていました。運転手さんは、何ひとつとがめられるようなことをしていません。もしバス会社にクレームが入ったら、僕に連絡をください。運転手さんは何も悪いことをしていないと喜んで証言します。

僕は、いつもこの路線を使わせていただいて、このバスにとてもお世話になっています。運転手さんのように、真摯に仕事に取り組んでくださる方がおられるから、僕たちが安心してこの路線を使わせていただけているのです。本当にありがたいと思って、いつも使わせていただいています。

大変なこともあると思いますが、ありがたいと思っている人がいることを忘れないでくださいね。本当にありがとうございます」

そう伝えて、バスを降りました。

運転手さんの顔がパッと明るくなるのを感じました。

拙いことかもしれませんが、運転手さんやその場に居合わせた人たちが、ほんの少しだけ明るく、豊かな気持ちになるきっかけにはなれたのではと感じます。

しかし、何よりも一番恩恵を得たのは、多分僕自身です。

自分がいつも使わせていただいているバス路線のお役に立てたという気持ちが、僕自身の何の変哲もない日常を味わい深いものにしてくれたと、感じられたからです。

このようなことは、とても些細なことなのかもしれません。

しかし、こんな積み重ねが、長い間には、人生を大きく変え、素晴らしい運を引き寄せることになる。**それが、脳全体をバランスよく活用させると実感する今日このごろです。**

人生に必要なのは温かみのある心の絆

これから、ＡＩがどんどん発達していくでしょう。

ＡＩが人の仕事を奪っていくという心配や、人間がどんな能力を身につけておくと仕事をなくさないですむのかというような話を耳にすることがあります。

しかし、これからは、それ以上に大切なことがあります。

ＡＩの性能がどんなに素晴らしくなったとしても、人間が失ってはいけないこと。**それは「人間同士の心の絆（きずな）」です。**

ちょっとしたことでも、温かみのある心の絆を育むことが、味わいのある人生や、人が心豊かに生きるために必要であることを、最新の脳科学がさし示しているからです。

今回、ここでご縁をいただけた皆さんと一緒に、自分自身も周りの人も、共に心豊かに生きられる社会にしていけたら、そして本書がそのきっかけのひとつになれば、とてもうれしく思います。

最後に、サンマーク出版の金子編集長に大変お世話になりました。「3分脳磨き」のポッドキャストを書籍にしたいと言ってきてくださったのは、金子さんだからです。

また、脳磨きのコミュニティの仲間たち、本書に登場してくださった方々、「3分脳磨き」を聞いてくださる皆さんのおかげで、この書籍のコンテンツができました。あわせて、皆さんに心より感謝申し上げます。ありがとうございました。

特別付録

QRコードで自己診断

動物キャラでわかる！
あなたの脳の使い方

これまでお話ししてきた脳を磨く習慣で、本当に幸せで豊かな人生が実現できるのか？　それをぜひ実感してほしいと思います。

そこで、「人生がうまくいく脳の使い方診断」を開発しました。

科学的に幸せ、言い換えると、ウェルビーイングな脳の使い方をしているかを診断します。

診断は、科学的な研究に基づいています。

いろいろな研究から診断を割り出していますが、アメリカ・ウィスコンシン大学の研究がその大本になっています。

ちなみに、ここで思い出していただきたいのは、1日目でお伝えさせていただいたように、**先にウェルビーイングな脳になること。**

そうすると、脳にエネルギーが湧いてきて、ワクワクしながら、気がつくと、脳の成長サイクルをたくさん回すことができている、つまり、**成果が見えるようになるということです。**

脳科学者・医学博士 岩崎一郎が開発！

人生がうまくいく
脳の使い方診断

https://noumigaki.kctjp.com/

※スマートフォンでQRコードを読み取るか、
URLアドレスにアクセスしてご活用ください

また、すでに、大きな成果を出している人でも、もっとウェルビーイングな脳になっていくと、さらに脳の成長サイクルを回して、成長進化していきます。**場合によっては、前人未到の領域に到達できるようになるかもしれません。**

さて、ウェルビーイングな脳になるために、ヒントとなるのが「6つの要素」です。これまでどのように脳を使ってきたかということがわかります。**脳は一生成長する力をもっている**ので、もしこれまで、あまり使ってこなかったという要素があったとしても、これからどんどん鍛えていくことができます。そして、どんなときでも、安定してウェルビーイングな脳の使い方ができることを目指してください。親しみやすくするために、それぞれの要素を動物キャラで表現しました。

健全な自己受容「コアラ」

ひとつ目は、**自己受容（もしくは、自己肯定感）をもち、木の上での生活を楽しんでいるように見える「コアラ」**です。

この脳の使い方をたくさんしていると、自分自身のさまざまな過去の出来事についても、ポジティブな意味づけができ、前に進む力が強くなります。

また、周りの人の心を癒す力も現れてきます。

この脳の使い方をあまりしていないと、自分の人生でポジティブな側面に目を向けることを苦手と感じるかもしれません。

その結果として、ありのままの自分に不満がある、またはもっと違う自分であったらよかったと思うこともあります。

これは、けっして悪いことではありませんが、脳が成長進化するためのエネルギーのロスが大きくなります。

信頼し合える関係性を築く「イルカ」

2つ目は、**人間関係で仲間との絆(きずな)を大切にする「イルカ」です。**

この脳の使い方をたくさんしていると、温かみのある、信頼し合える人間関係を構築できるようになります。心の安全基地となりますので、逆境にも強くなります。

あまり使っていないと、他者から自分を切り離して考える傾向や、自分が妥協したり犠牲になったりしないと良好な関係を築けないと信じる傾向が強くなります。他者に対しての配慮が苦手と感じることがあるかもしれません。

自主独立で行動できる「パンダ」

3つ目は、**かわいいけど自立性があり、ひとりで行動するのが好きな「パンダ」。**

この脳の使い方をたくさんしていると、自分の内的な動機によって考え、行動をすることができます。いい意味での自主独立。周りからの同調圧力に影響を受けません。

一方、あまり使っていないと、他者からの評価や期待を気にして、自分の行動を決めてしまいがち。他者の評価がないと自信がもてないことも起こります。

環境が変化しても適応できる「ビーバー」

4つ目は、**環境適応力があり、大きな川も自分で作ったダムで堰き止める「ビーバー」です。**

この脳の使い方をたくさんしていると、環境が大きく変化しても、うまく適応して乗り越えることができます。

たとえ、期待したような状況にならなくても、その状況をうまく活用することができる適応力が旺盛です。

あまり使っていない場合は、環境の変化に疎かったり、ちょっとした変化にも適応するのが億劫に感じたりしてしまうかもしれません。

人生の目的が腑に落ちている「コマドリ」

5つ目は、**人生の目的が腑に落ちている、ヨーロッパでは神と愛の使いといわれる「コマドリ」です。**

この脳の使い方をたくさんしていると、未来だけでなく、現在や過去に起こった出来事も、目的に向かうものであると感じられます。

ちょっと、スピリチュアルな感じを受けるかもしれません。

あまり使っていないと、人生での出来事は単に偶然で起こっていると考えがち。場合によっては、人生の方向性や意味が感じられないことも起こります。

自分の可能性と成長を感じる「ニホンザル」

６つ目は、**自らいろいろな工夫を凝らして、成長・進化しつづける「ニホンザル」です。**

この脳の使い方をたくさんしていると、自分の可能性に気づき、成長をいつも感じられます。

また、新しいことにチャレンジしたい気持ちがとても強いです。

あまり使っていないと、実際に成長をしていても、自分の成長が感じられなかったり、人生に行き詰まりを感じたりしてしまうことも起こります。

それぞれの６つの要素は、場合によっては、相反するように見えることもあるかもしれませんが、**脳が進化していくと、矛盾なく相反する要素を両立できるよ**

うになります。

念の為に、お伝えしておくと、良し悪しで捉えないようにしていただきたいと思います。あくまで、ご自分の脳の使い方の傾向。言い換えると、これまでどんな脳の使い方をたくさんしてきたかです。

そして、ウェルビーイングな脳の使い方を実現していくためのヒントにして、楽しみながらご自分の脳を進化させていただければと思います。

「人生がうまくいく脳の使い方診断」は、過去5回までの診断が保存されます。脳磨きを習慣化することで、どのようにご自分の脳の使い方が変化したかの記録にしていただければと思います。

繰り返しとなりますが、脳は一生成長する力をもっています。

その証拠に、年齢にかかわらず、脳磨きを長年続けている人は、全体的に各要素のスコアが高いこともわかっています。

◎参考論文・引用元

Iris B. Mauss, Maya Tamir, Craig L. Anderson, Nicole S. Savino.(2011) Can seeking happiness make people happy? Paradoxical effects of valuing happiness. *Emotion*, 11(4), 807-815.

Jennifer S. Lerner, Ye Li, Elke U. Weber.(2013) The financial costs of sadness. *Psychological Science*, 24(1), 72-79.

Jebb, A. T., Tay, L., Diener, E., Oishi, S.(2018) Happiness, income satiation and turning points around the world. *Nature Human Behaviour*, 2, 33-38.

Diener, E., Seligman, M. E. P.(2004) Beyond money: Toward an economy of well-being. *Psychological Science in the Public Interest*, 5(1), 1-31.

Tim Kasser, Katherine L. Rosenblum, Arnold J. Sameroff, Edward L. Deci, Christopher P. Niemiec, Richard M. Ryan, Osp Árnadóttir, Rod Bond, Helga Dittmar, Nathan Dungan, Susan Hawks.(2014) Changes in materialism, changes in psychological well-being: Evidence from three longitudinal studies and an intervention experiment. *Motivation and Emotion*, 38, 1-22.

Lore Thaler, Stephen R. Arnott, Melvyn Goodale.(2011) Neural correlates of natural human echolocation in early and late blind echolocation experts. *PloS ONE*, 6, e20162.

On Pi Day, finding strength in numbers _ CNN
https://edition.cnn.com/2013/03/14/health/pi-day-memorizing-numbers/index.html

Vinod Menon.(2023) 20 years of the default mode network: A review and synthesis. *Neuron.*

Tali Sharot, Ryota Kanai, David Marston, Christoph W. Korn, Geraint Rees, Raymond J. Dolan. (2012) Selectively altering belief formation in the human brain. *Proceedings of the National Academy of Sciences*, 109(42), 17058-17062.

He Ding, Enhai Yu, Xixi Chu, Yanbin Li, Kashif Amin.(2020) Humble leadership affects organizational citizenship behavior: The sequential mediating effect of strengths use and job crafting. *Frontiers in Psychology.*

Michelle N. Shiota, Dacher Keltner, Amanda K. Mossman.(2007) The nature of awe: Elicitors, appraisals, and effects on self-concept. *Cognition and Emotion*, 21(5), 944-963.

Adam W. Hanley, Alia R. Warner, Vincent M. Dehili, Angela I. Canto, Eric L. Garland.(2014) Washing dishes to wash the dishes: Brief instruction in an informal mindfulness practice. *Mindfulness*, 6(5), 1095–1103.

Kosuke Kaida, Kazuhisa Niki.(2013) Total sleep deprivation decreases flow experience and mood status. *Neuropsychiatric Disease and Treatment*, 10, 19–25.

R. Chaix, M. Fagny, M. Cosin-Tomás, M. Alvarez-López, L. Lemee, B. Regnault, R. J. Davidson, A. Lutz, P. Kaliman.(2019) Differential DNA methylation in experienced meditators after an intensive day of mindfulness-based practice: Implications for immune-related pathways. *Brain, Behavior, and Immunity*, 84(350), 36-44.

Tanjaniina Laukkanen, Setor Kunutsor, Jussi Kauhanen, Jari Antero Laukkanen.(2017) Sauna bathing is inversely associated with dementia and Alzheimer's disease in middle-aged Finnish men. *Age and Ageing*, 46(2), 245–249.

Wegemer, C. M.(2020) Selflessness, depression, and neuroticism: An interactionist perspective on the effects of self-transcendence, perspective-taking, and materialism. *Frontiers in Psychology*, 11, 523950.

Rachel A. Ross, Simmie L. Foster, Dawn F. Ionescu.(2017) The Role of Chronic Stress in Anxious Depression. *Chronic Stress*.

Dennis M. Mitterer, Heather E. Mitterer.(2023) The mediating effect of trust on psychological safety and job satisfaction. *Journal of Behavioral and Applied Management*, 23(1), 29–41.

Mark T. Schenkel, Steven Farmer, John M. Maslyn.(2019) Process improvement in SMEs: The impact of harmonious passion for entrepreneurship, employee creative self-efficacy, and time spent innovating. *Journal of Small Business Strategy*, 29, 64-77.

Sanae Aoki, Sawa Fujita.(2021) Self-transcendence of Japanese female breast cancer patients with hereditary breast and ovarian cancer syndrome. *Asia Pacific Journal of Oncology Nursing*, 8(6), 670-678.

N. Kolling, M. K. Wittmann, T. E. J. Behrens, E. D. Boorman, R. B. Mars, M. F. S. Rushworth.(2016) Anterior cingulate cortex and the value of the environment, search, persistence, and model updating. *Nature Neuroscience*, 19(10), 1280–1285.

Zoë A. Englander, Jonathan Haidt, James P. Morris.(2012) Neural basis of moral elevation demonstrated through inter-subject synchronization of cortical activity during free-viewing. *PLoS One*, 7(6), e39384.

Amy C. Edmondson.(2003) Speaking up in the operating room: How team leaders promote learning in interdisciplinary action teams. *Journal of Management Studies*, 40(6), 1419-1452.

Gregory, W. L., Cialdini, R. B., Carpenter, K. M.(1982) Self-relevant scenarios as mediators of likelihood estimates and compliance: Does imagining make it so? *Journal of Personality and Social Psychology*, 43(1), 89–99.

Xiaoxiao Xu, Hong Yuan, Xu Lei.(2016) Activation and connectivity within the default mode network contribute independently to future-oriented thought. *Scientific Reports*, 6, 21001.

Weitan Zhong, Guoli Zhang.(2021) Mental simulation to promote exercise intentions and behaviors. *Frontiers in Psychology*.

Katherine R. Arlinghaus, Craig A. Johnston.(2018) The importance of creating habits and routine. *American Journal of Lifestyle Medicine*, 13(2), 142–144.

Benjamin Ultan Cowley, Jussi Palomäki, Tuisku Tammi, Roosa Frantsi, Ville-Pekka Inkilä, Noora Lehtonen, Pasi Pölönen, Juha Vepsäläinen, Otto Lappi.(2019) Flow experiences during visuomotor skill acquisition reflect deviation from a power-law learning curve, but not overall level of skill. *Frontiers in Psychology*, 10, 1126.

Tatjana Aue, Mihai Dricu, Laura Singh, Dominik A. Moser, Raviteja Kotikalapudi.(2021) Enhanced sensitivity to optimistic cues is manifested in brain structure: A voxel-based morphometry study. *Social Cognitive and Affective Neuroscience*, 16(11), 1170–1181.

Patricia A. Boyle, Aron S. Buchman, Lisa L. Barnes, David A. Bennett. (2010) Effect of a purpose in life on risk of incident Alzheimer disease and mild cognitive impairment in community-dwelling older persons. *Archives of General Psychiatry*, 67(3), 304-310.

Huanhuan Zhao, Heyun Zhang, Yan Xu, Wen He, Jiamei Lu.(2019) Why are people high in dispositional awe happier? The roles of meaning in life and materialism. *Frontiers in Psychology*, 10, 1208.

Jennifer E. Stellar, Amie M. Gordon, Paul K. Piff, Daniel Cordaro, Craig L. Anderson, Yang Bai, Laura A. Maruskin, Dacher Keltner. (2017) Self-transcendent emotions and their social functions: Compassion, gratitude, and awe bind us to others through prosociality. *Emotion Review*, 9(3), 200-207.

Melanie Rudd, Kathleen D. Vohs, Jennifer L. Aaker.(2012) Awe expands people's perception of time, alters decision making, and enhances well-being. *Psychological Science*, 23(10).

Suxia Liao, Yichang Liu, Bo Yuan.(2024) The effects of awe on interpersonal forgiveness: The mediating role of small-self. *Frontiers in Psychology.*

Yilu Wang, Jianqiao Ge, Hanqi Zhang, Haixia Wang, Xiaofei Xie.(2020) Altruistic behaviors relieve physical pain. *Proceedings of the National Academy of Sciences*, 117(2), 950-958.

Edward Orehek, Elena Bessarabova, Xiaoyan Chen, Arie W. Kruglanski.(2011) Positive affect as informational feedback in goal pursuit. *Motivation and Emotion*, 35(1), 44-51.

David S. Cameron, Emma J. Bertenshaw, Paschal Sheeran.(2018) Positive affect and physical activity: Testing effects on goal setting, activation, prioritisation, and attainment. *Psychology and Health*, 33(2), 258-274.

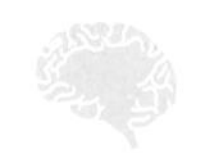

岩崎一郎（いわさき・いちろう）

脳科学者・医学博士。京都大学卒。京都大学大学院修士課程修了後、アメリカ・ウィスコンシン大学大学院で医学博士号（Ph.D.）取得。旧通産省の主任研究官、アメリカ・ノースウェスタン大学医学部脳神経科学研究所の助教授を歴任。直接的に、世の中のため、人のためになるような研究・活動をしたいと志すようになり、日本に帰国後は、脳科学を活用し、普通の知性の人たちが天才知性を超えるパフォーマンスを発揮できる組織作りの企業研修を提供する会社「国際コミュニケーション・トレーニング株式会社」を創業。現在までに200社以上で企業研修を行う。経営やリーダーシップを最新の脳科学で裏づけることの第一人者。
著書に、『何をやっても続かないのは、脳がダメな自分を記憶しているからだ』『なぜ稲盛和夫の経営哲学は、人を動かすのか？』（クロスメディア・パブリッシング）、『科学的に幸せになれる脳磨き』（サンマーク出版）などがある。

国際コミュニケーション・トレーニング株式会社
https://kctjp.com/

30日で人生がうまくいきだす脳の習慣

2024年６月20日　初版印刷
2024年６月30日　初版発行

著　者　岩崎一郎
発行人　黒川精一
発行所　株式会社 サンマーク出版
〒169-0074 東京都新宿区北新宿2-21-1
（電）03-5348-7800
印　刷　株式会社暁印刷
製　本　株式会社村上製本所

ISBN978-4-7631-4142-2 C0030
ホームページ　https://www.sunmark.co.jp